Auf ins neue Leben
Mit MS auf neuem Kurs

Betroffene erzählen und machen Mut

Heike Urban

Multiple Sklerose (MS)
Auf ins neue Leben
Mit MS auf neuem Kurs

Betroffene erzählen und machen Mut

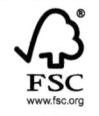

Bibliografische Information der Deutschen Nationalbibliothek
Die Deutsche Nationalbibliothek verzeichnet diese Publikation in der Deutschen Nationalbibliografie; detaillierte bibliografische Daten sind im Internet über https://portal.dnb.de abrufbar.

Inhaltsverzeichnis

Vorwort
- Heike Urban -

Die Diagnose einer schweren Erkrankung ist für alle Betroffenen zunächst ein Schock, für den Erkrankten selbst wie auch für alle Angehörigen.

In diesem Buch erzählen von Multipler Sklerose betroffene Menschen, abgekürzt MS, darüber, wie sich ihr Leben durch die Krankheit verändert hat.

Die meisten Autoren haben sich schon vor dem Schreiben dieses Buches kennengelernt.

Mit Ausnahme des unbekannten Autors berichten die anderen Autoren im Internet über diese Erkrankung. Sie unterstützen sich gegenseitig und sie wissen, dass dieser gegenseitige Support sehr wichtig ist. Es sind Menschen aus verschiedenen Lebensbereichen, Männer und Frauen.

Einer der Autoren berichtet anonym darüber, wie die Krankheit sein Leben verändert hat. Er möchte sich anonym äußern, da er die Krankheit zum jetzigen Zeitpunkt noch nicht so weit verarbeiten konnte, um darüber wirklich selbstbewusst berichten zu können.

Weiterhin hat eine MS-Angehörige, die Tochter der Verfasserin, ihre Gedanken zur MS aufgeschrieben. Sie hat den Prozess der Krankheitsbewältigung ihrer Mutter miterlebt und sich mit dem Gedanken, selbst an MS zu erkranken, auseinandergesetzt.

Dieses Buch richtet sich an alle Menschen, die von Multipler Sklerose oder von einer anderen schweren Krankheit betroffen sind und neu nach Lebenssinn suchen, sowie auch an Menschen, die mehr darüber erfahren möchten, wie Betroffene mit dieser schweren Krankheit leben. Dies können beispielsweise Angehörige oder Personen des Bekannten- bzw. Kollegenkreises des Erkrankten sein. Aber auch für Menschen, die mit Betroffenen im medizinischen Bereich arbeiten und Einblick in die psychischen Belange der Betroffenen gewinnen möchten, ist dieses Buch geeignet.

Vorab: eine kurze Definition von Multipler Sklerose. Multiple Sklerose ist eine Krankheit, bei der sich das Immunsystem gegen den eigenen Körper wendet und dabei die Myelinscheiden der Nerven schädigt. Dies kann zur Folge haben, dass Probleme bei der Übertragung der Signale von den Nerven auftreten.

Ein Leben mit der Krankheit wird anders. Eine Betroffene hatte mir erzählt, dass sie nach der Diagnose MS begonnen hätte, Abschiedsbriefe an ihre Liebsten zu schreiben.

Das Leben bringt Einschränkungen mit sich. Aber es eröffnet dem Erkrankten auch Möglichkeiten, das Leben neu zu gestalten.

Darüber berichten Menschen aus verschiedenen Lebenssituationen, um anderen Menschen Mut zu machen.

Genderhinweis: Allein aus Gründen der besseren Lesbarkeit wird in diesem Buch überwiegend die männliche Schreibform verwendet. Sämtliche Angaben beziehen sich jedoch immer auf Angehörige aller Geschlechter (männlich, weiblich, divers).

Grußwort von Wayne Carpendale

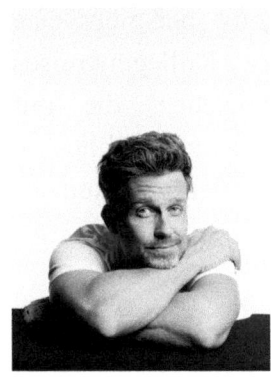 Hallo… und Glückwunsch zum Erwerb dieses Buches. Was auch immer Dich dazu verleitet, die folgenden Kapitel zu lesen, Du wirst es nicht bereuen. Im Laufe der letzten Jahre habe ich mit fast allen beteiligten Autoren Zeit verbracht, persönliche Gespräche geführt und mittlerweile auch so einiges mit ihnen erlebt. Und sie alle haben mich inspiriert.

Warum? Weil sie aus den Steinen, die das Leben ihnen in den Weg legt, Berge machen, die sie erklimmen wollen. Ja, ich weiß, das klingt jetzt ein bisschen dicke. Aber wenn Du siehst, wie ausgerechnet die Menschen, die mit einer Herausforderung wie der Multiplen Sklerose konfrontiert sind, die körperlich oft kämpfen, sich immer wieder gegenüber Vorgesetzten, Kollegen, Freunden und sogar Familie erklären müssen… wie ausgerechnet diese Menschen stets mit einem Lächeln auf Dich zukommen, dann wird Dir sehr bewusst, wieviel man bewegen kann, wenn man Träume hat … und Ziele, für die es sich zu kämpfen lohnt. Und dass man sich durch nichts davon abbringen lassen sollte – selbst oder gerade nicht, wenn der eigene Körper den Weg vorgeben will.

Die Autoren dieses Buches jedenfalls haben sich entschieden, selbst zu bestimmen, wo es langgeht. Ist das so einfach, wie es klingt? Sicher nicht. Ist es einfacher als es zunächst erscheint?

Oft ja, manchmal nein. Lohnt es sich am Ende? Ich glaube, allen voran Heike würde sagen: Auf jeden Fall!

Bei meiner Arbeit als Botschafter für die Initiative „trotzMS" habe ich oft den Satz gehört: „MS, die Krankheit mit den tausend Gesichtern." Am Anfang habe ich darunter vor allem die vielen unterschiedlichen Symptome verstanden. Und auch wenn es von mir, als Nicht-Betroffenen, ein bisschen dumpf klingen mag: Mittlerweile durfte ich sehen, dass diese tausend Gesichter auch für die vielen Wege stehen, die man mit MS gehen kann. Denn ich durfte so einige Menschen kennenlernen, die mir erzählen, dass sie nach der Diagnose zu einem glücklicheren Leben gefunden haben und sich auf Abenteuer eingelassen haben, die sie vorher niemals gewagt hätten.

Ich sag nicht, dass das leicht ist… und ich bewundere Heike, Nicole, Steffi, Sandra, Kai und Kevin für ihre Wege… aber sie sind der Beweis, dass wir ALLE das können.

Danke Euch dafür und danke für dieses Buch.

Wayne Carpendale

Einige Worte zur Entstehung des Buches
- Heike Urban -

Bei mir wurde 2013 Multiple Sklerose diagnostiziert. MS hat mein Leben vollständig verändert und so wie es mir erging, geht es wohl den meisten Betroffenen.

Als ich die Diagnose Multiple Sklerose im Jahr 2013 mit 52 Jahren erhalten hatte, waren nicht nur ich, sondern auch die Menschen in meinem näheren Umfeld geschockt und am Boden zerstört. Ich hatte einige Zeit gebraucht, die Krankheit zu verstehen und zu akzeptieren. Und wenn ich als Betroffene so Einiges nicht verstehe, was mit mir passiert – wie sollen es denn dann erst meine Angehörigen verstehen?

Dann hatte ich das große Glück, zu einer Gesprächsrunde zum Thema MS eingeladen worden zu sein. Ich habe zugesagt mit dem Gedanken: „Was habe ich denn noch zu verlieren?" Dies war dann der Beginn meines neuen Lebens, denn nach dieser Gesprächsrunde wurde ich gefragt, ob ich bereit sei, im Internet zum Thema MS zu schreiben. Durch das Schreiben habe ich die Krankheit besser verarbeiten können und Menschen kennengelernt, die trotz Krankheit aktiv am Leben teilnehmen. Auch lernte ich gesunde Menschen kennen, die sich für meine Krankheit interessiert haben. Einer von ihnen ist Wayne Carpendale und ich bin sehr froh darüber, dass er mich und damit alle, die an der Veröffentlichung des Buches mitgewirkt haben, mit seinem Grußwort unterstützt hat.

Seit einigen Jahren bin ich nun Teil des Teams von „**trotz**ms". Hier schreibe ich Artikel für den Blog, erstelle Videobeiträge zum Vloggen und nehme an öffentlichkeitswirksamen Aktionen teil. Dabei habe ich immer wieder festgestellt, wie groß das Interesse in der Öffentlichkeit am Thema Multiple Sklerose ist. Betroffene haben den Austausch mit anderen Betroffenen gesucht. Aber vor allem auch Angehörige wollten mehr über die „Krankheit der 1.000 Gesichter" erfahren. Denn egal ob entfernte Bekannte oder engste Familie – für Außenstehende ist es immer schwer zu verstehen, warum sich die Person nach der Diagnose anders als zuvor verhält.

Aus diesem Grund habe ich mich entschlossen, dieses Buch zu schreiben. Hier kommen mehrere Betroffene zu Wort, denn die Auswirkungen der MS sind bei jedem Menschen anders. Das Buch bietet die Möglichkeit, die verschiedenen Facetten dieser Erkrankung anderen Menschen nahezubringen.

Alle Autoren in diesem Buch berichten aufrichtig und ehrlich über ihre Krankheit und ich bin sehr froh, diese Mitstreiter für mein Buchprojekt gefunden zu haben.

Mögen an MS erkrankte Menschen aus der einen oder anderen Geschichte Mut schöpfen oder Anregungen entnehmen, vor allem aber erfahren: Sie sind nicht allein! Es gibt viele Betroffene, denen es ähnlich geht, auch wenn jeder Verlauf der Krankheit individuell verläuft. Gleichzeitig wünsche ich mir, dass nicht von der Krankheit betroffene Leser etwas Einblick in das Leben der Erkrankten gewinnen und mehr Verständnis für sie aufbringen können.

In diesem Sinne wünsche ich und wünschen alle an diesem Buch beteiligten Personen viel Freude beim Lesen. Wir hoffen, dass jeder Leser diesem Buch viele Anregungen entnehmen kann.

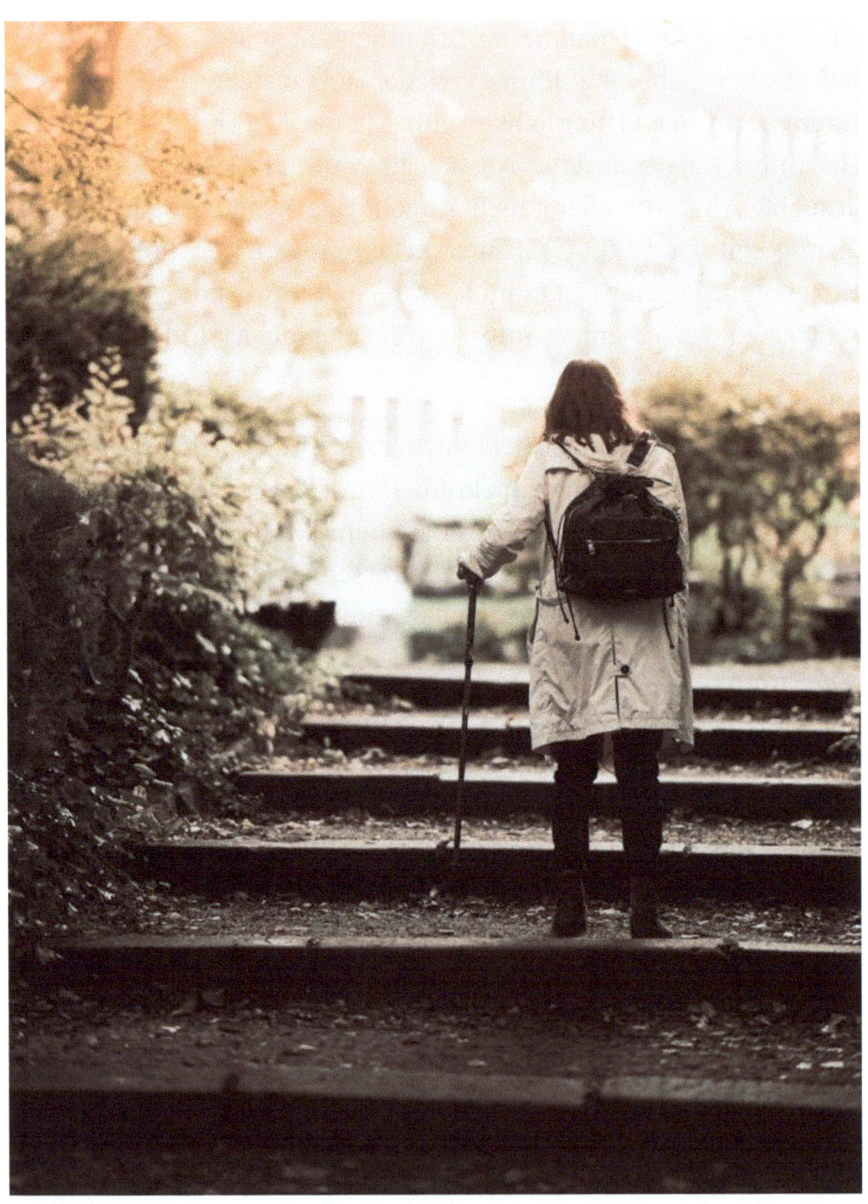

Stufen

Wie jede Blüte welkt und jede Jugend
Dem Alter weicht, blüht jede Lebensstufe,
Blüht jede Weisheit auch und jede Tugend
Zu ihrer Zeit und darf nicht ewig dauern.
Es muss das Herz bei jedem Lebensrufe
Bereit zum Abschied sein und Neubeginne,
Um sich in Tapferkeit und ohne Trauern
In andre, neue Bindungen zu geben.
Und jedem Anfang wohnt ein Zauber inne,
Der uns beschützt und der uns hilft, zu leben.

Wir sollen heiter Raum um Raum durchschreiten,
An keinem wie an einer Heimat hängen,
Der Weltgeist will nicht fesseln uns und engen,
Er will uns Stuf' um Stufe heben, weiten.
Kaum sind wir heimisch einem Lebenskreise
Und traulich eingewohnt, so droht Erschlaffen;
Nur wer bereit zu Aufbruch ist und Reise,
Mag lähmender Gewöhnung sich entraffen.

Es wird vielleicht auch noch die Todesstunde
Uns neuen Räumen jung entgegen senden,
Des Lebens Ruf an uns wird niemals enden,
Wohlan denn, Herz, nimm Abschied und gesunde!

Hermann Hesse

"Stufen", aus: Hermann Hesse, Sämtliche Werke in 20 Bänden. Herausgegeben von Volker Michels. Band 10: Die Gedichte. © Suhrkamp Verlag Frankfurt am Main 2002. Alle Rechte bei und vorbehalten durch Suhrkamp Verlag Berlin.

Wie sich durch MS mein Leben verändert hat
- Heike Urban -

1961 wurde ich im schönen Erzgebirge geboren. Als ich fünf Jahre alt war, sind meine Eltern mit mir in die Nähe von Berlin, nach Woltersdorf, gezogen. Dort bin ich in der DDR aufgewachsen, habe nach dem Abitur in Ostberlin Volkswirtschaft studiert und bin im Alter von 24 Jahren mit meinem damaligen Ehemann in die Stadt Frankfurt (Oder) gezogen.

Nach der ersten Scheidung war ich bis 2001 in dieser Stadt zu Hause. Ich habe hier gearbeitet, die schwierigen Jahre der Vorwendezeit und die Wende 1989 direkt an der polnischen Grenze erlebt, habe wieder geheiratet und 1996 wurde meine Tochter in Frankfurt (Oder) geboren.

2001 ist unsere Familie nach Hessen gezogen. Unsere Tochter wurde „im Westen" eingeschult und ich habe seit 2002 in einer Kommune im Landkreis Offenbach gearbeitet.

Meine Tätigkeit als Mutter, Ehefrau eines behinderten Mannes, die Berufstätigkeit, das Haus mit Garten und „nebenbei" das Studium zur Diplom-Sozialpädagogin, welches ich erfolgreich abgeschlossen habe, haben mich als Frau mit einer Behinderung (mir fehlt seit Geburt der rechte Unterarm) total überfordert.

Im Jahr 2013 wurde bei mir dann die Multiple Sklerose diagnostiziert. Mein Immunsystem ist wie der gesamte Körper „auf Hochtouren" gelaufen und ich kam nicht zur Ruhe.

Damals fühlte ich mich sehr kraftlos und ich konnte mir nicht vorstellen, dass mein Leben noch einmal so schön werden könnte, wie es heute ist.

Da lag ich dann 2013 im Krankenhaus, der linke Arm hing am Tropf und bei meinen schlechten Venen war jede Infusion eine Tortur. Das Bewegen war mit der Infusionsflasche schwierig, da ich ja nur einen Arm hatte, und dass ich nur noch sehr schlecht laufen konnte, spielte dann auch keine Rolle mehr.

Die Diagnose „Verdacht auf MS" verhieß nichts Gutes. Mein erster Gedanke war: hoffentlich ist das nicht etwas, was meine Tochter auch erben kann. Es reicht ja, wenn mein Leben schon beendet ist.

Inzwischen sind einige Jahre vergangen. Ich befürchtete, dass ich bald ein Pflegefall werden würde, wenn ich nichts an meinem Leben ändere. So hat mich das Schicksal herausgefordert, mein Leben anders zu gestalten: ich möchte so selbständig wie möglich leben.

Die Aufgabe bestand nun darin, alles zu tun, was mir guttut. Das schreibt sich jetzt leicht, aber damals war es unvorstellbar für mich, dies zu erlernen.

Ich war von Kindheit an gewohnt, immer gut für andere Menschen zu sorgen, als große Schwester meiner Brüder, als Ehefrau eines Mannes mit Handicap, als Mutter sowieso, als Sozialpädagogin für meine Klienten, als „nette" Kollegin, als Mitglied der Kirchgemeinde… Ich wurde dazu erzogen, stets nett zu anderen Menschen zu sein und ich habe fast immer versucht, dies auch zu sein.

Und wenn jemand gesagt hat: Das geht doch nicht, dann hat das meinen Ehrgeiz angespornt, das Unmögliche möglich zu machen.

Nun sollte ich also alles tun, was nur mir guttut. Nur so könne die weitere Krankheitsprogression aufgehalten werden.

Ich wusste damals nur, dass ich mein Leben ändern muss, aber nicht, in welche Richtung sich das Weiterkämpfen lohnt und wie man das angehen kann.

So habe ich zunächst erst einmal angefangen, Ballast für Ballast abzuwerfen. Zuerst wurde das Haus verkauft, für das ich lange gespart und in welches ich mein ganzes Herzblut gesteckt hatte. Zeitgleich habe ich die Scheidung eingereicht und die Ehe, in der ich jahrelang gefangen war, beendet.

Danach fühlte ich mich bedeutend leichter und konnte auch etwas an mich denken.

In der kleinen Mietwohnung habe ich mich wohler gefühlt als im großen Haus – vor allem, weil vieles leichter war. Mülltonnen rausstellen brauchte ich nicht mehr, Gartenarbeit gab es nicht, ich brauchte weniger zu putzen, Straße fegen war Vergangenheit...

Mit der MS war das Haus neben der Berufstätigkeit zur Überforderung geworden. Das Leben in der Mietwohnung war wirklich bedeutend einfacher.

Es kamen die schönen Jahre, in denen ich mit meiner Tochter viel unternommen habe und in den Urlaub geflogen bin.

Zuerst nach Fuerteventura. Im Jahr darauf waren wir gemeinsam im Barcelona, später sogar in Shanghai und Singapur.

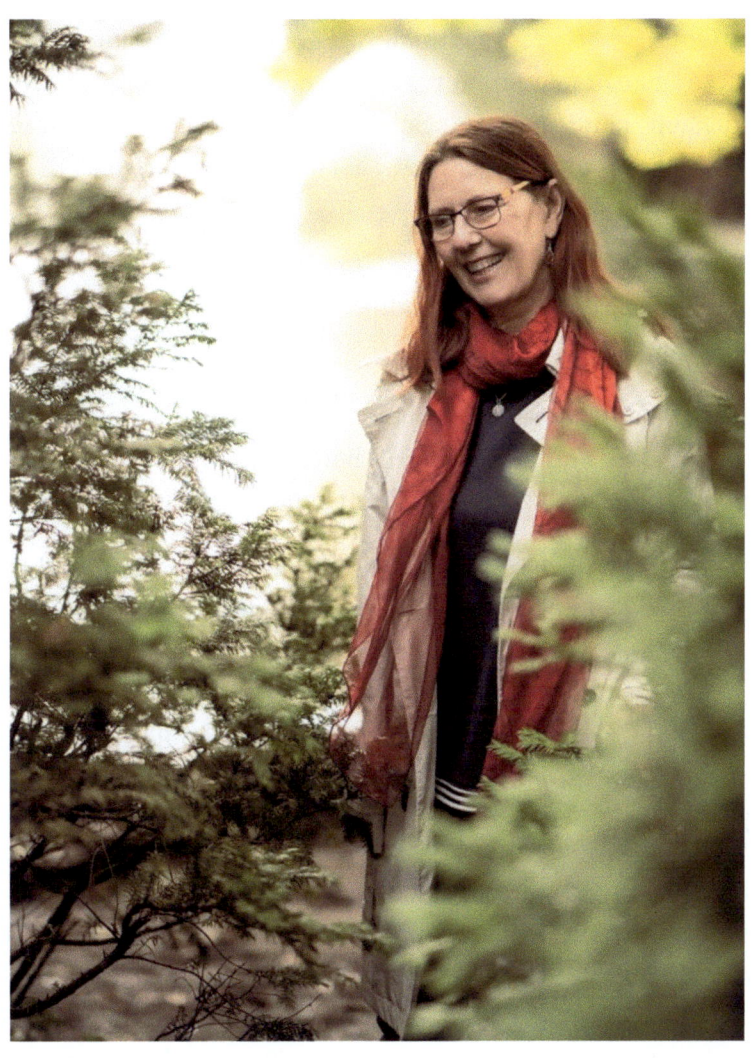

Ich bin meiner Tochter sehr dankbar, dass sie mir diese Urlaube ermöglicht hat, denn ich weiß, es ist nicht einfach im Urlaub mit einer gehbehinderten Person unterwegs zu sein. Den Rollstuhl hatten wir im Flugzeug sogar mal dabei. Benötigt wurde er zum Glück jedoch nicht.

2020 wollte ich sie nochmals zu einem Traumurlaub nach Mauritius einladen und mir zuvor einen Travelscooter kaufen. Mit diesem kann man in Schrittgeschwindigkeit neben einer anderen Person fahren und auch Taschen transportieren.

Doch dann kam Corona und das Leben wurde anders.

Ich habe also damals mit weniger Ballast gelebt und schöne Urlaube gemacht.

Zeitgleich habe ich sehr auf meine Ernährung geachtet, weil ich nun auch Zeit und Muße dazu hatte und nicht mehr auf die Scheibe Brot schnell zwischendurch angewiesen war.

Das Thema Ernährung ist aber ein Kapitel für sich und ich habe verschiedene empfohlene Nahrungsumstellungen ausprobiert. Seit einiger Zeit halte ich mich weitgehend an die Ratschläge von Prof. Dr. G. Jelinek. Das bedeutet, dass man Fleisch und Milchprodukte meidet und neben Obst und Gemüse viel Omega-3-Fette zu sich nimmt, wie z. B. durch Leinöl, Leinsamen und Fisch.

Auch Bewegung und Sport sind sehr wichtig. Leider bin ich seit meinem letzten Sturz nicht mehr Fahrrad gefahren, früher hatte ich dies jedoch geliebt. Joggen kann ich auch nicht mehr. Ich suche aber jede Möglichkeit, mich im Rahmen meiner Möglichkeiten zu bewegen, weil ich weiß, dass dies sehr wichtig ist. Ich lebe mein Leben heute viel intensiver als vor der Diagnose und konzentriere mich auf das Wesentliche. Dies habe ich alles erst durch die MS gelernt und so hat sich meine Erkrankung auch positiv auf mein Leben ausgewirkt.

Auf ins neue Leben
- Heike Urban -

An dieser Stelle stand das Haus, in welchem ich früher gewohnt habe. Es wurde abgerissen. Das Land, in dem ich damals hier gelebt habe, gibt es auch nicht mehr. Aber ich lebe in einem anderen Land in einem anderen Haus. Jetzt funktioniert mein Körper nicht mehr wie früher, aber ich bin immer noch ich. Also, wieder einmal: auf ins neue Leben. Diesmal mit MS im Gepäck.

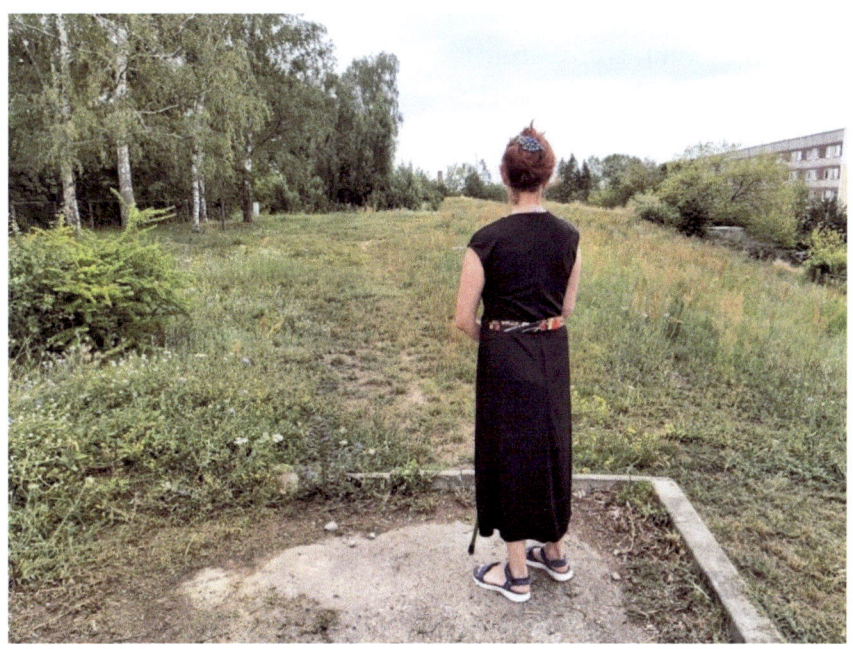

„Du tust mir leid"
- Heike Urban -

Ich höre solche Sätze öfter „Du tust mir leid" oder auch „Musst du immer HIER schreien, wenn Schicksalsschläge vergeben werden?" Ich kann den Leuten nicht böse sein, wenn sie dies denken und aussprechen. Sie wissen es nicht besser – können auch gar nicht wissen, wie ich mich fühle. Sie kennen nur ihre Gefühle und können sich vielleicht nicht vorstellen, dass ich als Behinderte mein Leben schön finden kann.

Als junge Frau wurde mir von einem mehrfach behinderten Jungen erzählt, der blind und geistig behindert war. Dieser Junge saß einfach da und freute sich über die Sonne, die ihm ins Gesicht schien. Ich dachte viele Jahre meines Lebens, der Junge hat ja nichts anderes, worüber er sich freuen kann. Heute kann ich erahnen, dass seine Freude über den Sonnenschein sicher größer und intensiver war als meine Freude über Sonnenschein.

Ich hatte mehr Möglichkeiten mein Leben zu gestalten. Damit hatte ich auch täglich mehr Entscheidungen im Leben zu treffen und nicht die Zeit bzw. die Muße, mich mit etwas so Alltäglichem wie dem Sonnenschein zu beschäftigen. Natürlich habe ich mich auch über den Sonnenschein gefreut, aber weil ich meist nebenbei noch mit vielen anderen Dingen beschäftigt war, war meine Freude über den Sonnenschein sicher nicht so intensiv wie die Freude des Jungen darüber.

Wenn Leute heute zu mir sagen „Du tust mir leid", denken sie wohl ähnlich über mein Leben, wie ich damals über den Jungen gedacht habe. Durch die MS wurden mir so manche Möglichkeiten genommen, mein Leben zu gestalten. Aber ich erlebe mein Leben jetzt viel intensiver als früher, ärgere mich nicht mehr so oft über Kleinkram und konzentriere mich mehr auf die Dinge, die ich gerade im Hier und Jetzt erlebe. Dies ist auch dem Wissen geschuldet, dass sich mein Gesundheitszustand umso schneller verschlechtert, je länger und je mehr ich über das Leben hadere. Natürlich mache ich mir auch manchmal Sorgen oder ich ärgere mich über etwas – aber dann achte ich darauf, meine Gedanken auf das Hier und Jetzt oder auch auf etwas Positives zu fokussieren. Ich versuche negatives Denken wegzuschieben und mich auf die Gegenwart zu konzentrieren und dabei sage ich mir: „Ich möchte meine Energie nicht dafür verbrauchen, sondern ich benötige sie für mich selbst."

Und damit lebe ich recht gut. Dies wurde sogar anhand der letzten MRT-Aufnahmen von meinem Radiologen schriftlich dokumentiert. Es seien nicht nur keine neu aufgetretenen Läsionen festgestellt worden, sondern die bekannten Läsionen würden etwas flauer und weniger stark demarkiert wirken. Ich war überglücklich und dankbar, als ich dies erfahren hatte.

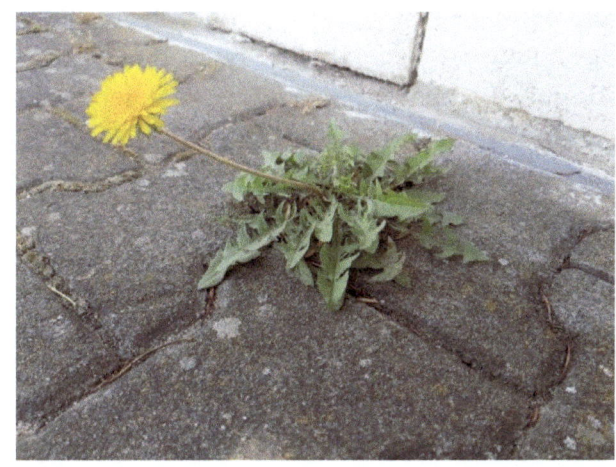

Hoffnung und Glauben lassen Unmögliches geschehen!

Auf sich selbst achten
- Heike Urban -

Es mir gut gehen zu lassen ist ein Vorhaben, welches ich mir fast täglich neu vornehme. Es klappt im Allgemeinen schon recht gut, aber mein Perfektionismus möchte auch hier alles zu 100% erreichen. Gleichzeitig weiß ich, dass dies eine Illusion ist. Mancher Leser mag sich darüber wundern. Für ihn ist das Leben doch ganz einfach. Wer einfach im Café sitzt und dies genießt, fühlt sich gut. Aber für mich spielen zu viele weitere Komponenten dabei mit, es mir und auch meinem Körper gut gehen zu lassen: das Verhältnis von Sport vs. Ruhepausen, geistiger Anspannung vs. Meditation, gesunder Ernährung vs. Geselligkeit mit Freunden und gutem Essen usw. Und ich weiß, dass mein Leben für alle meine Vorhaben sowieso viel zu kurz ist. Loszulassen fällt mir immer noch schwer.

Ich versuche, mich möglichst oft sportlich zu bewegen. Na ja, wenn ich das mit dem Sport, den ich in früheren Jahren getrieben habe, vergleiche, kommt wir manches fast lächerlich vor. Joggen, Rad fahren, Wandern…, das kann ich alles nicht mehr. Aber Bewegung ist wichtig. Mit Schrecken denke ich daran zurück, wie schnell sich die Muskeln zurückgebildet haben, als ich nach meinem Beckenbruch als Pflegefall im Bett lag und anschließend im Rollstuhl saß. Also versuche ich, dem Muskelabbau durch Bewegung vorzubeugen. Oft muss ich mich dazu aufraffen. Die Leichtigkeit und Freude am Sport sind nicht mehr da. Mein Körper wünscht sich mehr Ruhepausen und ich weiß, dass ich sie ihm gönnen muss.

Ich weiß auch, dass es wichtig ist, geistig gefördert zu werden. Ein Gehirn braucht ebenfalls das „Training", wenn man geistig fit bis ins hohe Alter bleiben möchte. Gerade in unserer schnelllebigen Zeit ist das ständige Dazulernen sehr wichtig. Beim Schreiben dieses Buches bin ich beispielsweise geistig gefordert. Es macht mir Spaß zu schreiben.

Meditation ist als Ausgleich für geistige Anspannung und Stress wichtig. Dadurch kann man lernen, zu sich selbst zu finden und ausgeglichener zu werden. Jeder Mensch hat seine eigene Methode, zu sich selbst zu finden. Stricken bzw. Handarbeiten erledigen kann so beruhigend sein. Ich kann nicht stricken, finde es aber sehr beruhigend, neben einer Person zu sitzen, die strickt. Malen nach Zahlen wird immer populärer, aber auch Putzen, Puzzeln oder Gartenarbeit können beispielsweise die Menschen erden.

Mir hat das Tagebuchschreiben schon vor der Diagnose MS geholfen, mein Leben zu sortieren und zu reflektieren. Ich bin kein Mensch, der sein Herz auf der Zunge trägt. Meinem Tagebuch kann ich alles anvertrauen und durch das Schreiben konzentriere ich mich auf das Hier und Jetzt. Manche Probleme und Konflikte in meinem Leben konnte ich dadurch schon lösen. Mein Freund wundert sich manchmal, warum ich so viel schreibe. Wenn ich meine Gedanken zu Papier bringe, sehe ich vieles klarer und dies tut mir einfach gut, weil ich dann statt Grübeleien den bestmöglichsten Weg besser finde. Ich kann beispielsweise bei zwischenmenschlichen Konflikten auch meinen eigenen Anteil am Konflikt besser erkennen, den Standpunkt des anderen einnehmen und ihm vergeben. Dies führt zu mehr Ausgeglichenheit meiner eigenen Person.

Ein wichtiger Punkt für MS-Kranke ist es, auf gesunde Ernährung zu achten. Ich selbst habe verschiedene Ernährungsformen ausprobiert und war immer im Glauben, dem Körper gerade etwas Gutes zu tun. In Gaststätten ist es oft schwierig, außer einem Salatteller entsprechende vegane bzw. glutenfreie Gerichte zu finden. Dann kommen die mitleidigen Gesichter der Freunde – nicht immer einfach!!! Außerdem – welche Ernährung ist schon die Richtige? Manche Patienten schwören auf ketogene, andere auf vegetarische oder vegane Ernährung. Vielleicht benötigt jeder Körper oder Mensch zu verschiedenen Zeiten andere Nahrung, wer weiß das schon? Ich sollte wohl nicht nur in Bezug auf die Ernährung, sondern allgemein meinen Perfektionismus gegen mehr Gelassenheit eintauschen. Wie schrieb Hermann Hesse in seinem anfangs erwähnten Gedicht „Stufen":

„Der Weltgeist will nicht fesseln uns und engen, Er will uns Stuf´ um Stufe heben, weiten."

Also, noch habe ich Zeit für diese Aufgabe.

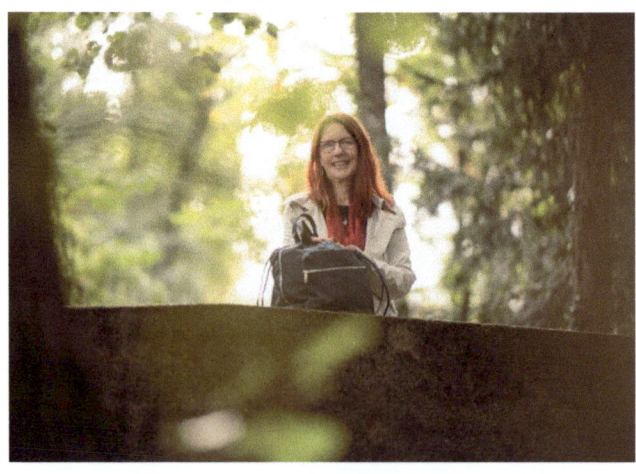

*Eine Last
muss man
nicht ständig
tragen!*

Warum wirken Behinderte manchmal schlecht gelaunt?

- Heike Urban -

Früher habe ich mich geärgert, wenn Behinderte manchmal unfreundlich auf mich oder andere Menschen reagiert hatten. Es kam mir gelegentlich so vor, als nähmen sie auch wenig Rücksicht auf andere Menschen.

Meine Behinderung ist inzwischen so weit fortgeschritten, dass ich selbst oft auf Hilfe angewiesen bin. Manchmal bin ich aber auch nicht auf Hilfe angewiesen, ich möchte ja selbstbestimmt so viel wie möglich selbst machen. Andere Menschen sehen, wie ich mich abmühe, Dinge zu tun, die sie ganz selbstverständlich mit wenigen Handgriffen erledigen. Sie möchten mir dann helfen, damit ich es leichter habe. Dies ist sicher gut gemeint. Das Problem ist nur: ich möchte lieber gefragt werden bzw. die Möglichkeit haben, selbst um Hilfe zu bitten, wenn ich sie benötige.

Manchmal komme ich mir dann vor wie ein Kleinkind, das Hilfe abwehrt mit den Worten: „Ich will alleine machen." Einem Kind werden auch oft Dinge abgenommen, die es selbst machen könnte – vor allem, wenn wenig Zeit vorhanden ist, wenn Erwachsene Angst haben, das schöne Kleid könne bekleckert werden usw. So komme ich mir vor, wenn mir andere Leute Dinge abnehmen, die ich allein erledigen möchte. Wenn dies dann noch in der Öffentlichkeit geschieht und ich das Gefühl habe, die anderen Leute gucken dabei zu, ist es mir peinlich. Und wenn dann noch von „Helfern" behauptet wird, man kenne sich mit Behinderten aus, weil man einem anderen Behinderten so hilft, dann fällt es mir schwer, freundlich zu bleiben. Es mag vielleicht ungewohnt aussehen, wie ich manche Dinge erledige – aber ich habe wie jeder andere Mensch auch ein Recht dazu, meine Angelegenheiten soweit wie möglich selbst zu erledigen. Und wenn ich Hilfe annehmen möchte, dann von einer Person, welche die Hilfe dezent gibt und nicht so, dass ich das Gefühl habe, in der Öffentlichkeit als hilfsbedürftig aufzufallen.

Manche Leute helfen anderen Leuten sehr gern und sie fühlen sich gut, wenn sie anderen Leuten helfen können. Vielleicht hatte ich früher auch dieses Helfersyndrom und es ist deshalb für mich ungewohnt, Hilfe anzunehmen. Aber wenn mir die aufgezwungene Hilfe nicht gut tut – soll ich dann Freude über das Verhalten der anderen zeigen, nur dass es ihnen besser geht?

Ich habe Sozialpädagogik studiert und dabei gelernt, wie wichtig die Hilfe zur Selbsthilfe ist. Meine Tochter habe ich auch versucht so zu erziehen, dass sie ihre Angelegenheiten selbst erledigen kann.

Nach meinem Beckenbruch konnte ich den Gang zur Toilette nicht allein bewältigen – ich musste bei jedem Bedürfnis klingeln. In dieser Zeit erzählte mir meine Mutter, die gerade ein Kleinkind betreut hat: „Da setze ich das Kind auf das Töpfchen und das dauert und dauert. Sie spielt noch auf dem Töpfchen." Ich hatte vollstes Verständnis für das Kind – es klappt nicht immer so, selbst wenn man sich um ein zeitnahes Geschäft bemüht. Von der Peinlichkeit mal abzusehen, Hilfe bei diesen Bedürfnissen annehmen zu müssen, kamen noch die Schmerzen dazu und die Tatsache, dass man nichts selbstbestimmt erledigen kann. Da kann sich schnell Frust breitmachen. Ich hoffe, diesen Frust nicht an das Pflegepersonal weitergegeben zu haben, denn ich war den Menschen, die mir damals geholfen haben, sehr dankbar und ich habe sie bewundert, mit wie viel Hingabe die meisten von Ihnen mich unterstützt haben. Ich möchte jedoch an dieser Stelle auch um Verständnis für Behinderte bitten, die ihren Frust über die Aufgabe ihrer Selbstbestimmung und Schmerzen an ihren Pflegern auslassen. Es ist für die Beteiligten eine extreme Situation.

Ein anderes Beispiel:

Ich hatte früher eine Kollegin, die eigentlich recht nett war. Aber wenn ich sie auf der Straße getroffen habe, hat sie mich wie Luft behandelt. Als ich sie einmal darauf angesprochen hatte, erklärte sie mir, sie sei sehr kurzsichtig und sie könne die Leute auf der Straße nicht richtig erkennen. So ähnlich geht es mir wohl jetzt. Beim Laufen schaue ich nach unten, um nicht hinzufallen. Ich bin so mit der Bewältigung von Dingen, die für andere selbstverständlich sind, beschäftigt, dass ich Menschen in meinem Umfeld kaum wahrnehme und wohl oft auch für andere sehr ernst aussehe.

Als wir vor einigen Jahren in Barcelona im Urlaub waren, hat sich meine Tochter gewundert, dass ich mir nach ein paar Tagen immer noch nicht den Rückweg vom Strand zum Hotel gemerkt hatte. Aber da ich beim Laufen meinen Blick immer auf den Boden richtete, habe ich die Umgebung nur wahrgenommen, wenn wir stehengeblieben sind.

Also: Wenn Behinderte auf der Straße oder anderswo ernst oder mürrisch wirken, kann es viele verschiedene Ursachen haben. Sie haben vielleicht ein für andere nicht sichtbares Problem und wollen vielleicht einfach, dass man sie gerade in Ruhe lässt.

Ich werde nun 60 Jahre alt. Auf der Arbeit zählte ich zuletzt zu den älteren Kollegen. Früher haben wir im Kollegenkreis in den Pausen viel gelacht. Wir hatten uns gegenseitig viel unterstützt und auch in der Freizeit einiges gemeinsam unternommen. Heute stelle ich fest, dass in den Räumen, in denen jüngere Kollegen arbeiten, oft ein lockerer Umgangston herrscht und dort wird auch mehr gelacht. Ich arbeite daher sehr gern mit jüngeren Kollegen zusammen. Dinge können sachlich auf einfache Weise gelöst werden. Ich besitze die Berufserfahrung als Input, aber im Umgang mit den neuen Medien ist die nächste Generation im Vorteil.

Aber so ist das Leben nun einmal. Selbst wenn ich keine MS hätte, wäre die Leichtigkeit im Leben irgendwann dem Alter gewichen. Mit MS geht dieser Prozess halt schneller.

Haustiere sind Balsam für die Seele
- Heike Urban -

Wer kennt nicht den Spruch: „Das letzte Kind trägt immer Fell." Ich hätte nie gedacht, dass er auch einmal für mein Leben zutreffen könnte. Früher habe ich auch über den Begriff „Katzenmama" geschmunzelt und konnte nie verstehen, weshalb Katzenbesitzer daheim keinen Blumenstrauß haben wollten. Nun bin ich auch einer von diesen komischen Menschen.

In meiner Kindheit hatten wir Vögel als Haustiere. Zuerst Wellensittiche. Später hatte ich einen Nymphensittich. Er hieß

Max und war sehr zahm. Meine Geschwister und ich, wir haben beim Spielen alles Mögliche mit ihm angestellt.

Als es den Max nicht mehr gab, haben mir meine Eltern eine Prachtrosella, das ist ebenfalls ein Sittich, gekauft. Er wurde auch Max genannt und dieser Max hat mich 23 Jahre meines Lebens begleitet – von der Pubertät über die Zeit der Ehe bis zur Geburt meiner Tochter.

Meine Brüder mochte dieser Max nicht leiden und später meinen Mann auch nicht so richtig. Für mich war er ein Familienmitglied und ich habe viele Jahre Freud und Leid mit meinem Vogel geteilt. Daher mochte ich natürlich keine Katzen, denn Katzen jagen ja bekanntlich Vögel. Beim Tierarzt habe ich beispielsweise den Vogelbauer ängstlich umklammert, wenn Katzen ins Wartezimmer kamen.

Dann wurde ich schwanger. Mein Max wurde richtig böse und er hat nach mir gehackt, wenn ich ihn füttern wollte. Er muss gespürt haben, dass er nicht mehr die Nummer Eins in meinem Leben war und er wurde krank. Kurz vor dem Entbindungstermin habe ich Max dann zu meinen Eltern gebracht. Die Wohnung sollte für das Baby sauber sein und Max hatte bei meinen Eltern im Garten täglich die Sommerfrische genossen.

Meine Tochter wurde drei Wochen vor dem errechneten Geburtstermin geboren. Ich hatte mit dem Baby voll zu tun, als der Anruf kam, Max sei gestorben. Im Nachhinein hatte ich erst gesehen, dass es genau der Tag des errechneten Entbindungsdatums war, an dem Max für immer ging. War es Zufall oder nicht – sicher jedoch Ausdruck einer sehr engen Bindung.

In den folgenden Jahren hatten wir kein Haustier mehr. Als meine Tochter älter wurde, hatten wir dann ein Häschen, weiße Mäuse, Meerschweinchen und Zebrafinken gekauft. Dies waren aber alles Tiere mit geringer Lebenserwartung.

Von einem Graupapagei hatte ich oft geträumt. Aber solch ein Vogel macht viel Dreck, wenn er Freiflug in der Wohnung hat. Und ein Tier kaufen und in einen Käfig einsperren wollte ich auch nicht mehr.

Seit einigen Jahren lebe ich mit meinem jetzigen Partner zusammen. Er wollte gern eine Katze haben, weil er mit Katzen aufgewachsen ist. Und so lag er mir mit dem Wunsch nach einer Katze so lange in den Ohren, bis ich irgendwann mal angefangen habe, mich mit dem Thema Katzen auseinanderzusetzen.

Ich selbst hätte ja lieber einen Hund als eine Katze gehabt. Das Problem nur: meine MS ist inzwischen schon so weit fortgeschritten, dass ich mit einem Hund nicht dreimal am Tag Gassi gehen kann. Zumal ich damals, als die Entscheidung für das Haustier anstand, auch noch arbeiten gegangen bin. Also wurde der Wunsch nach einem Hund begraben.

Mein Freund lag mir weiterhin mit dem Wunsch nach einer Katze in den Ohren. Beim Studium der Katzenrassen hat mir sofort die Bengalkatze gefallen. Ich war von ihr fasziniert, sie sieht aus wie ein kleiner Leopard und sie soll auch sehr intelligent sein. Aber Bengalkatzen benötigen viel Bewegung und Beschäftigung. Sie sind für mich und die Wohnungshaltung dann sicher ungeeignet.

Je länger ich nachdachte, schien eine normale Hauskatze also das richtige Haustier für uns zu sein.

Ein Katzenbaby wollten wir nicht kaufen. Es gibt in Tierheimen genug Katzen, die ein neues Zuhause suchen. Also habe ich angefangen, nach ausgewachsenen jüngeren Katzen im Internet zu suchen. Zuerst nach Katzen in den Tierheimen, dann auch bei eBay. Es sollte ein jüngeres Tier sein und die Musterung sollte mir gefallen. Oben in der Wunschliste stand eine rot-braun-getigerte Katze oder ein rot-braun-getigerter Kater. Aber irgendwie bin ich nicht fündig geworden oder es hieß: „Leider schon vergeben."

Dann hatte ich im Nachbarort eine getigerte jüngere Katze gesehen, die allen Anforderungen entsprochen hat. Also sind wir hingefahren. Die Verkäuferin drückte mir ein Leckerli in die Hand und die Katze kam zum Fressen. Das war mein erster Kontakt mit der fremden Katze, die Bella genannt wurde. Der Kaufvertrag wurde unterschrieben und schon saßen wir zur Heimfahrt im Auto, ich hatte die fremde Katze auf dem Schoß. Wir beide, die Katze und ich, hatten Angst. Bella hat sogar vor lauter Aufregung auf meinen Schoß gepinkelt und die Hose zerkratzt.

Dann war Bella bei uns zu Hause. Wir hatten ihren alten Kratzbaum und ihr Katzenklo mitgenommen und beides wurde benutzt. Bella war für mich die schönste Katze, die ich je gesehen hatte. Mein Mutterinstinkt setzte sofort ein – ich hatte Angst, wenn Bella auf dem Balkon war, sie könnte runterfallen und sich verletzen. Ich habe mit ihr gespielt wie mit einem Kleinkind, habe Ratgeber-Bücher gelesen und viele Fotos von ihr gemacht.

Meine Tochter hatte Bella erst nach einigen Tagen kennen gelernt. Es war für beide Liebe auf den ersten Blick. Bella hat sich nachts im Bett und beim Fernsehen immer an sie herangekuschelt.

Inzwischen lebt Bella nun schon einige Zeit bei uns im Haushalt und ein Leben ohne Katze kann ich mir gar nicht mehr vorstellen. Sie bringt allen so viel Freude und beim Streicheln von Bella kann man für Minuten die Welt ringsherum vergessen. Auch wenn die Stimmung daheim mal nicht so gut ist – bei der Freude an oder der Sorge um Bella sind sich immer alle einig. Sie scheint einen „siebten Sinn" oder telepathische Fähigkeiten zu besitzen: Wenn es mir nicht gut geht oder wenn ich in der Wohnung mal hinfalle, kommt Bella und legt sich zum Kuscheln zu mir. Selbst wenn Besuch kommt, genießen der Besuch und auch Bella die Streicheleinheiten sehr.

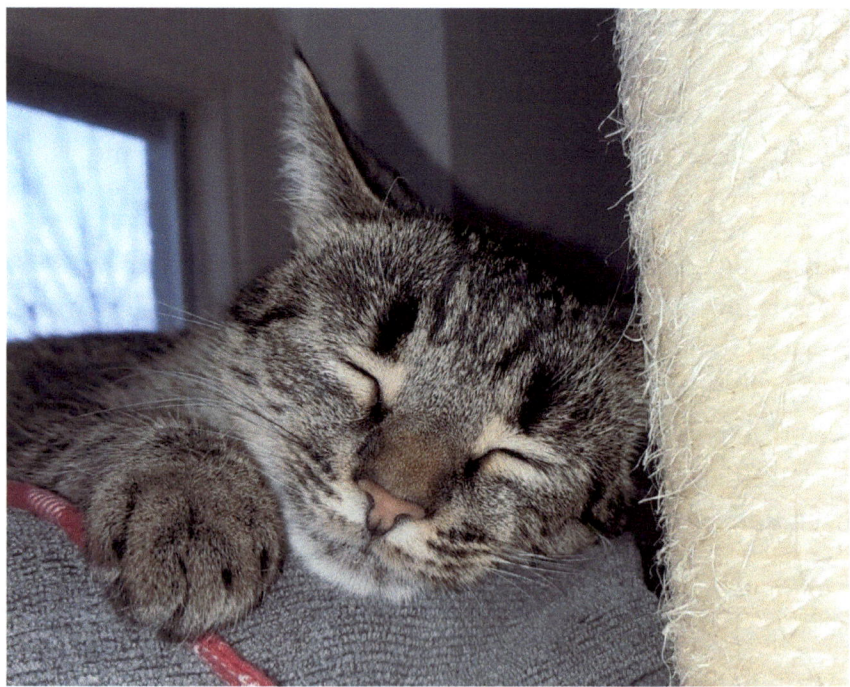

Der Spruch meines Bruders lautet. „Katzen sind zum Liebhaben da." Gerade wenn die MS fortschreitet und man dadurch mehr an das Zuhause gebunden ist, tut es so gut, jemanden zum Liebhaben daheim zu haben. Es muss ja nicht unbedingt eine Katze sein, ein anderes Haustier ist auch zum Liebhaben da. Aber für mich ist die Katze zum idealen Begleiter geworden.

Ich bin heute sehr froh, dass ich zu diesem Glück gezwungen wurde.

Übrigens haben manche Haustiere eine geringere Lebenserwartung als junge Katzen, sollte jemand Bedenken haben, dass eine Katze eine Verpflichtung für viele Jahre mit sich bringt. Auch Hamster, Meerschweinchen, Vögel, Fische oder andere Tiere können Freude und Abwechslung in den Alltag bringen. Hier kann jeder eine Entscheidung nach seinen eigenen Bedürfnissen und Möglichkeiten treffen. Mitarbeiter von Tierheimen sind oft dankbare Ansprechpartner.

Brief an meine MS
- Heike Urban -

Hi, endlich schreibe ich dir mal.

Vor nun schon sieben Jahren wurden wir einander vorgestellt, aber du hast wohl schon länger in mir gewohnt.

Als du gekommen bist, ging es mir nicht gut. Ich war in meinem Hamsterrad gefangen. Das war sehr anstrengend, aber ich wusste nicht, wie ich es anhalten kann. Zu jedem wollte ich gut sein, für mich selbst blieb keine Zeit und keine Kraft mehr. Ich hatte keine Lust mehr zu laufen und konnte jedoch nicht aufhören.

Dann kamst du. Vielleicht hat mein Gehirn den Körper beauftragt, das Hamsterrad anzuhalten.

Anfangs habe ich dich einfach ignoriert und so getan, als ob es dich nicht gibt. Dann warst du mein Sündenbock für alle möglichen Missgeschicke. Wenn ich z.B. mal was vergessen hatte, habe ich allen Menschen, die von dir wussten, lautstark erzählt, dass ich einen Gehirnschaden habe. Das sollte lustig klingen.

Inzwischen gewöhne ich mich an dich. Aber mal ehrlich – musste es gleich die primär chronisch progrediente Variante sein? Die schubförmige MS hätte doch bestimmt auch gereicht. Na ja, hoffentlich hat es wenigstens Sinn, was du mir angetan hast.

Du hast geschafft, dass ich mein Leben völlig umgekrempelt habe. Das Hamsterrad gibt es nicht mehr. Dafür sehe ich Dinge, die ich früher nie so wahrgenommen habe.

Den Frühling habe ich noch nie so intensiv wahrgenommen wie im letzten Jahr. Na ja, Corona mit eingeschränkten Möglichkeiten hat auch noch dazu beigetragen.

Manche der Dinge, die ich früher so gern gemacht habe, sind sehr anstrengend geworden. Das nimmt mir oft die Freude daran. Dafür gibt es ja das Hamsterrad mit dem Stress und den meist sinnlosen kleinen Kämpfen und schlaflosen Nächten wegen nichtigen Problemen, welche mir damals sehr groß erschienen, nicht mehr. Das Leben ist anders geworden. Besser oder schlechter kann ich nicht sagen – anders eben.

Inzwischen rede ich sogar mit meinen Abwehrkräften und bitte darum, meine Nerven nicht weiter anzugreifen. Ich muss noch an mir arbeiten. Manchmal bin ich noch im Kleinkram gefangen oder ich habe Angst vor der Zukunft. Aber ich weiß, dass ich lernen muss, loszulassen und Vertrauen in das Leben mit den ständigen Veränderungen zu haben.

Und ich kann inzwischen mit meiner Lebenserfahrung anderen Menschen helfen. Eine gute Freundin hat mir kürzlich gesagt, ich sei sehr viel reifer geworden in den letzten Jahren. Daran hast du großen Anteil.

Deine Heike

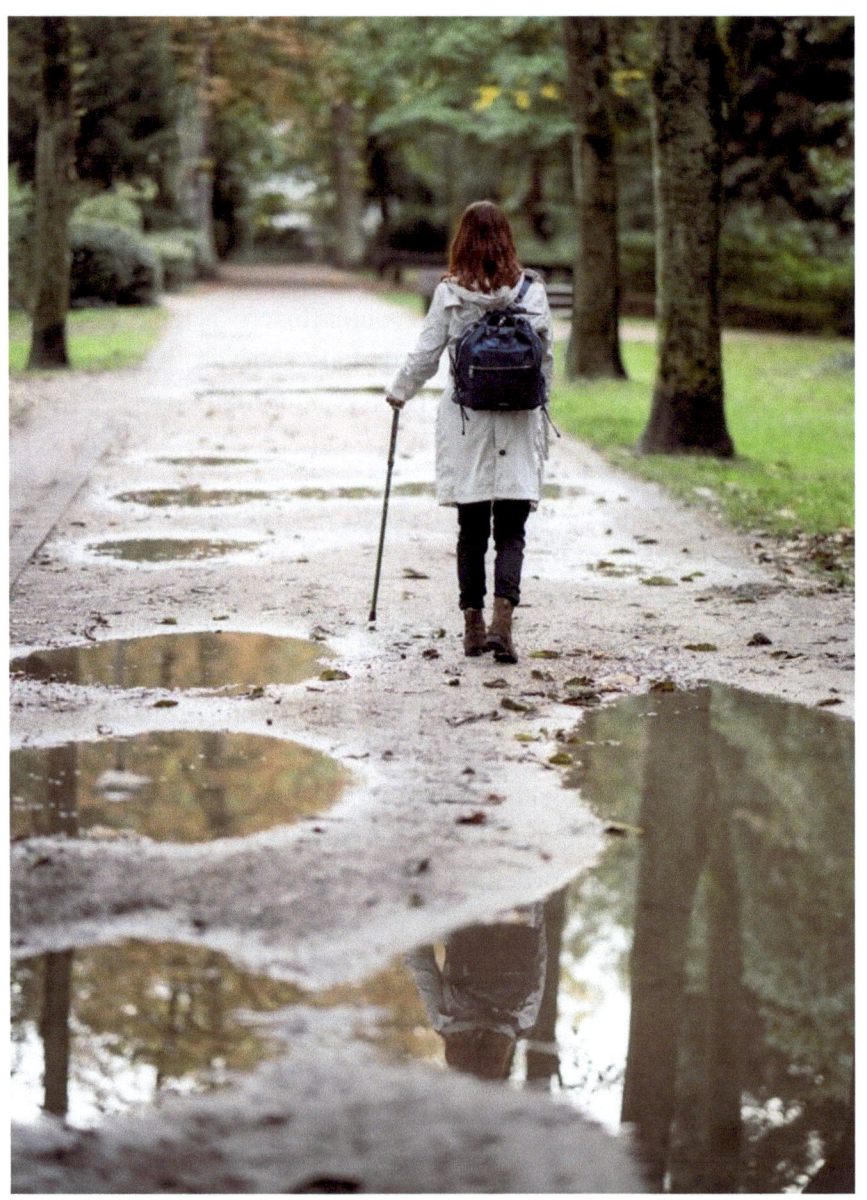

Das Wasser und ich
- Heike Urban -

Manche Menschen klettern gern auf Berggipfel und genießen den Ausblick, ich liebe das Wasser.

Doch fange ich die Geschichte von vorn an:

Als ich ein Schulkind in der ersten Klasse war, zogen meine Eltern mit mir und meinem kleinen Bruder in das Ärztewohnhaus nach Rüdersdorf bei Berlin. Mein Vater hatte eine Stelle als Chefarzt in der stomatologischen Abteilung der Poliklinik (vergleichbar heute mit einer zahnmedizinischen Ambulanz) erhalten und ich spielte daher mit anderen Ärztekindern. Das Besondere daran waren nicht die Ärztekinder, da es in der DDR keinen Standesdünkel wie heute gab. Das Besondere war, dass es vom Ärztewohnhaus nur wenige Schritte bis zum See, dem Kalksee, waren. Rüdersdorf lag im damaligen Bezirk Frankfurt (Oder) der DDR, aber eigentlich liegt es im Berliner Randgebiet, zumindest an den Berliner Gewässern. Für mich war dies das Wichtigste.

So bin ich gern den Berg runter an den See gelaufen und es gab immer viel zu entdecken, wie z.B. Bootsstege, von denen man springen konnte und unter denen kleine Tierchen zu finden waren. Es gab Stellen mit Schilf und sogar Reste alter Filmkulissen, denn Filme wie „Der Tiger von Eschnapur" oder „Das indische Grabmal" wurden dort gedreht. Bis zum größeren Badestrand waren es ca. zehn Minuten zu laufen. Das war meine Welt und damals entstand meine Liebe zum Wasser.

In dieser Zeit wurde auch mein zweiter Bruder geboren. Meine Eltern hatten dann ein Wassergrundstück am entgegengesetzten Ende des Sees gekauft und ein Haus gebaut. Das wichtigste Transportmittel in den Jahren war für uns dadurch damals das Ruderboot. Es sollte – welch ein Luxus – später einen kleinen Motor, einen Tümmler, erhalten.

Diese Welt bestand bis zum sechsten Schuljahr, in dem das Haus fertig gebaut wurde. Also zogen wir um und wohnten fortan in Woltersdorf. In der neuen Schule habe ich mich nicht so richtig wohlgefühlt. Ich denke noch mit Schrecken daran, wie mich die Schüler angestarrt haben, als ich am ersten Schultag nach den Sommerferien mit einem roten Halstuch den Klassenraum betreten habe. In der alten Schule war das etwas Normales und das rote Halstuch war immerhin eine Auszeichnung. Wer das nicht erhalten hat, erschien zum Fahnenapell mit blauem Halstuch. Aber in der neuen Schule war manches anders, z.B. Schulschwänzen kannte ich bis dahin noch nicht.

Im neuen Zuhause hatten wir nun einen eigenen Bootssteg, an welchem das Ruderboot festgebunden wurde. Es gab natürlich eine Badeleiter und ich lernte sehr flache Kopfsprünge, weil man sich bei anderen Kopfsprüngen verletzt hätte. Das Wasser war dort nämlich sehr flach. Die Badesaison ging bei mir von Mai bis Oktober. Am 8. Mai war in der DDR ein Feiertag, der Tag der Befreiung vom Hitlerfaschismus. Was lag da näher, als die Badesaison mit der Befreiung von der kalten Jahreszeit zu beginnen?

Im Winter ging es per Schlittschuhe auf das Eis. Ich konnte mit den Schlittschuhen bald vorwärts und rückwärts laufen und meine

Kreise drehen. Wenn es besonders kalt war, konnte der Eisbrecher nicht mehr fahren und er ist stecken geblieben. Das hieß: Die Eisfläche war schön glatt, man musste nicht mehr aufpassen über Eisschollen zu stolpern und man konnte weit laufen ohne Angst zu haben einzubrechen. Sogar zum gegenüberliegenden Ufer konnte man laufen.

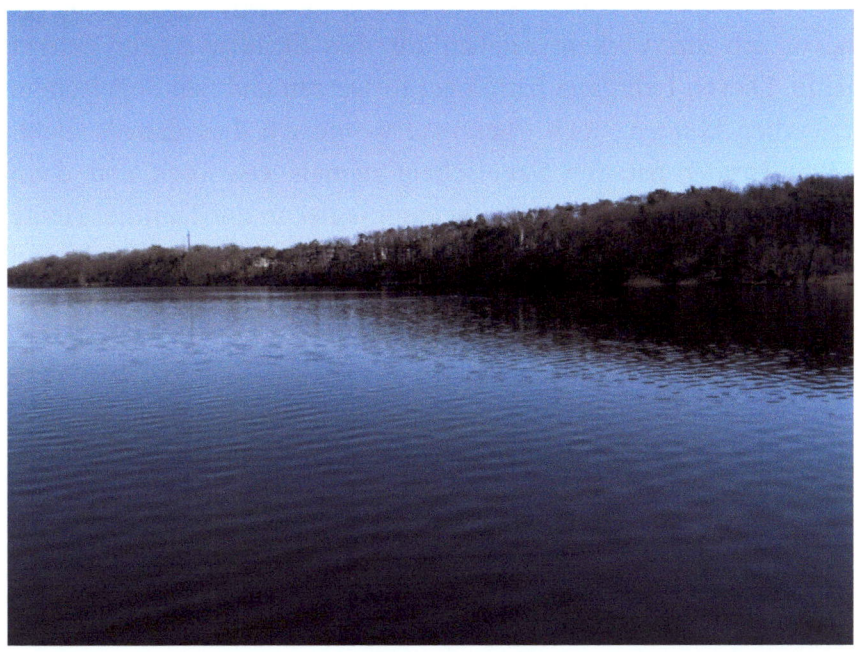

Aber ich war nicht die Einzige in der Familie, die sich so über das Wasser gefreut hat. Mit meinen Geschwistern habe ich am und im Wasser und auf dem Eis gespielt, geangelt... Die Freude über das Wasser liegt bei uns in der Familie. Meine Mutter ging beispielsweise jeden Tag baden, zu jeder Jahreszeit. Im Winter hat mein Vater zum Baden ein Loch in das Eis gehackt und stand in Wintersachen eingemummelt da, wenn meine Mutter baden war. Dies hat sie bis zum siebzigsten Geburtstag gemacht.

Neben dem Ruderboot stand dann folgerichtig irgendwann einmal ein Segelboot an unserem Bootssteg. Und als ich erwachsen war, habe ich mit meinem Bruder zusammen den Bootsführerschein für Motorboote erworben. Für einen Bootsführerschein war die Warteliste in der DDR nicht so lang wie für einen KFZ-Führerschein. Also habe ich die Schifffahrtszeichen und Verkehrszeichen für Boote gelernt, lange bevor ich die Verkehrszeichen für den Straßenverkehr gelernt hatte. Diesen Lehrgang hätte man fortsetzen und den Segelschein erwerben können, doch irgendwie wollte ich dies damals nicht. Mein Bruder hat den Segelschein damals erworben und dann waren er und mein Vater die beiden Segler in der Familie. Heute leben beide an der Ostsee bzw. an der Nordsee und sind Hochseesegler.

Mir war es genug, den Segeltouren als Passagier beizuwohnen. Ich muss hier wohl erwähnen, dass ich bei starkem Wind oft auch die Angst habe, das Boot könnte umkippen. Das beginnt bei mir schon bei der Windstärke 5. Die anderen, meine Eltern und vor allem meine Tochter, amüsieren sich dann. Meine Tochter hatte ja seit frühester Kindheit jährlich Urlaub bei den Großeltern auf dem Segelboot verbracht. Daher liebt sie auch die Segeltörns, besonders die auf der Ostsee.

Aber zurück zu mir. Nach dem Studium bin ich in die Bezirksstadt Frankfurt (Oder) gezogen. In der Nähe von Frankfurt (Oder) gibt es viele Seen. Natürlich bin ich, später auch mit meiner eigenen Familie, oft an die verschiedenen Seen gefahren. Bekannt ist der Helenesee, ein großer Naherholungssee. Hier haben wir einmal auch unseren Urlaub verbracht, als unsere Tochter noch sehr klein war.

Im Jahr 2001 bin ich mit meinem damaligen Ehemann und mit unserer Tochter aus beruflichen Gründen nach Hessen gezogen. Hier hat mir anfangs das Wasser sehr gefehlt. Die kleinen schmutzigen Tümpel bzw. Weiher oder die überfüllten Schwimmbäder waren ja kein Ersatz für meine geliebten Seen. Und den Mitmenschen in Hessen hatte das Wasser nicht gefehlt, die haben mich diesbezüglich nicht verstanden.

Das Leben in der Stadt hat mir nicht so richtig gefallen. Ich hatte Arbeit im öffentlichen Dienst in Wohnortnähe gefunden, mein Mann hatte am Wohnort gearbeitet und unsere Tochter hatte die Schule am Wohnort besucht. Deshalb hatte ich angefangen, ein Haus in der näheren Umgebung zu suchen.

Da habe ich aber aufgepasst, dass ein Badesee in der Nähe war!!!!

Ich war überglücklich, dass das Haus dann nicht weit entfernt von einem Baggersee mit schönem Badestrand lag. Im Sommer bin ich dann fast täglich zum „St. Tropez am Baggersee", wie ihn die Rodgau Monotones besungen haben, gefahren. Es war viele Jahre lang eine meiner größten Freuden, nach einem stressigen Arbeitstag ein Stündchen am See zu liegen oder zu sitzen und zu schwimmen. Bei Sonnenschein waren immer viele Menschen da, so bin ich oft erst gegen Abend hingefahren. Zuviel Sonne war auch nicht mein Ding. Aber wenn es kühler wurde, hatte es mir besser gefallen. Gerade in der Vor- und in der Nachsaison waren fast nur Naturfreunde da oder man hatte den Strand fast ganz allein für sich. Bei Gewitter saßen wir, die Freunde des Badesees, eng beieinander und haben gewartet, bis es sich verzogen hat und das Schwimmen wieder erlaubt war. Bei allem Stress und Ärger,

den mir das Leben in meinem Hamsterrad damals bereitet hat –
am See war ich einfach nur glücklich.

Dann kam die MS.

Zuerst bin ich nicht mehr mit dem Fahrrad an den See gefahren.
Nach einem Sturz habe ich das Fahrrad in die Ecke gestellt und
bin fortan nicht mehr Fahrrad gefahren. Das tat sehr weh, denn
Fahrrad fahren habe ich seit Kindheit an geliebt, fast wie das
Wasser. Zum See zu Radeln war daher Lebensfreude pur.

An den See konnte ich zunächst noch mit dem Auto fahren. Es
war auch hier besonders sinnvoll, etwas später am Tag an den See
zu fahren. Parkplätze am See waren bei schönem Wetter rar, denn
die Menschen kommen seit jeher von weither zu unserem
Baggersee gefahren. Das Laufen auf dem riesengroßen unebenen
Parkplatzgelände wurde immer anstrengender und die zahlreichen
Behindertenparkplätze darf ich nicht nutzen, weil ich nicht das
Merkzeichen aG im Behindertenausweis habe. Diese Parkplätze
blieben meist unbenutzt oder wurden höchstens mal von Personen
benutzt, die sich von irgendwoher einen entsprechenden
Parkausweis ergattern konnten.

Die Gangunsicherheit hat leider zugenommen. Das Laufen auf
unebenem Boden wurde und wird immer schwieriger. Wenn ich
dann aber im Wasser bin, ist alles vergessen. Weit schwimmen
kann ich immer noch und es macht mir auch Spaß, im halbtiefen
Wasser zu laufen. Andere Menschen wundern sich oft, weil ich
beim Schwimmen die Welt um mich herum vergesse und ewig im
Wasser bin. Ich schwimme allerdings nicht mehr so schnell
seitdem ich die MS habe. Inzwischen habe ich mich daran
gewöhnt, dass andere Menschen an mir vorbei schwimmen. Auch

Tauchen kann ich leider nicht mehr richtig – ich bleibe einfach nicht mehr unter Wasser beim Schwimmen. Früher konnte ich gut tauchen.

Freibäder sind für mich einfacher geworden. Ich kann vom Beckenrand ins Wasser springen oder mit einer Badeleiter ins Wasser klettern. Da besteht keine Sturzgefahr. Ich gehe auch sehr gerne in Schwimmhallen. Hier kann ich im Wasser meine Bahnen schwimmen, mache Aqua-Jogging oder einfach auch nur Wassergymnastik. Ich kann hüpfen, rückwärts laufen oder ich mache Balance-Übungen und kann mit der Wassertiefe den Schwierigkeitsgrad variieren. Im Wasser fühle ich mich leicht – so leicht wie in jüngeren Jahren und ich bin sicher.

Ich weiß, dass ein Besuch im Schwimmbad oder in der Schwimmhalle mit fortschreitender MS immer schwieriger wird. Das Umziehen in der Umkleidekabine dauert bedeutend länger, im Nassbereich ist die Sturzgefahr groß und man ist eventuell auf Hilfe angewiesen und es gibt weitere Schwierigkeiten. Versucht dennoch, wenn ihr die Möglichkeit habt, die Kraft des Wassers für euch zu nutzen.

Heute – der Tag, an dem ich dies niederschreibe, ist der 28.02.2021. In Deutschland leben wir immer noch im sogenannten Corona-Lockdown. Das heißt, viele Geschäfte sind geschlossen. Geöffnet haben dürfen Arztpraxen, Lebensmittelgeschäfte, Drogerien, verschiedene Dienstleister wie Poststellen, Werkstätten, Solarien hier in Hessen sowie alles, was ärztlich verordnet wird. Genauso wie die Gaststätten, Cafés, Fitnessstudios, Kinos, Theater, Friseure, Museen, Sportstadien, Nagelstudios und andere Einrichtungen und viele andere mehr, haben auch die Schwimmbäder schon längere Zeit geschlossen. Mir fehlen die Schwimmbadbesuche am meisten. Ich kann mich nur noch morgens kalt abduschen, um das Wasser zu spüren. Und ich kann hoffen, dass die Schwimmbäder irgendwann bald wieder öffnen werden und die Betreiber der Schwimmbäder die Verluste finanziell ausgleichen können.

Ich bleibe wie immer positiv im Denken. Die Welt ändert sich gerade – ich darf dabei sein und ich werde sehen, wohin der Wind weht und dann die Segel entsprechend setzen.

Leben mit MS ist wie ein Segeltörn
- Heike Urban -

Schon Aristoteles sagte: „Wir können den Wind nicht ändern, aber die Segel anders setzen."

Die Segel anders setzen müssen alle MS-Betroffenen nach ihrer Diagnose. Die Fahrt kann und sollte man auch durch ständiges Segelanpassen weiterhin verändern. Es gibt aber noch weitere Gemeinsamkeiten:

Die Reise ist mitunter unbequem und unvorhersehbar. Manchmal reist und lebt man auch echt am Limit. Mal geht es kaum voran, ein andermal schneller. Es kann Spaß machen und einen Adrenalinkick geben. Dann werden die unbequemen Stunden schnell vergessen.

Wenn es gar nicht voran geht, werden mitunter auch technische Hilfsmittel benötigt. Diese zu benutzen ist dann besser als stehen

46

zu bleiben. Auch das Anlegen an unbekannten Orten ist oft mit Herausforderungen verbunden.

Es kann auch gefährlich werden, man hat es nicht in der Hand. Auf hoher See liegt beim Segeln wie auch beim Leben mit MS alles in Gottes Hand – oder beim Universum. Je nachdem, woran man glaubt.

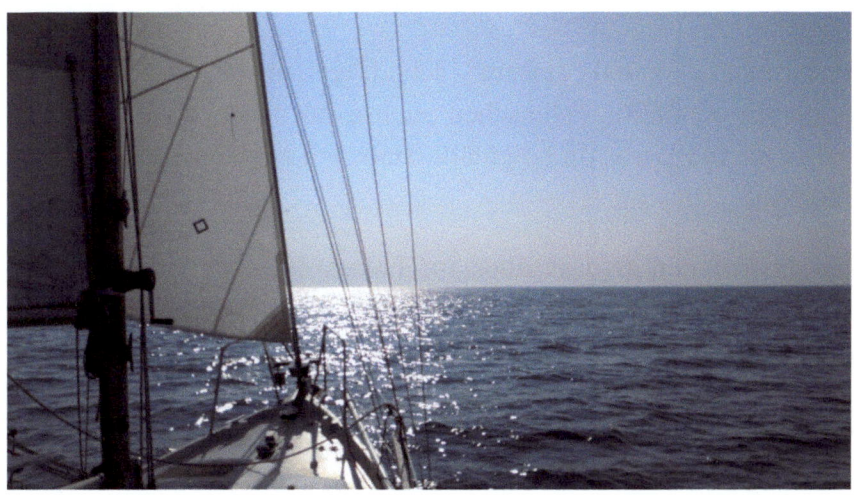

Segler helfen sich gegenseitig genauso wie MSler. Sie sind Menschen, die nicht auf dem Mainstream unterwegs sind und sie verstehen sich auch oft ohne viele Worte.

Einen Unterschied gibt es dennoch: auf einen Segeltörn begibt man sich meist freiwillig, auf die Reise mit MS nicht.

Brief an die MS
- Mathilde Urban - Tochter einer Betroffenen

Hallo MS, wie geht es dir heute?

Ich habe wieder an dich gedacht. Und dann dachte ich, wie es wohl sein muss, als Krankheit zu existieren. Jeder beschwert sich über dich, keiner will dich als seinen Begleiter haben.

Bist du manchmal einsam? Ich frage mich, nach welchen Kriterien du dir die Menschen suchst, zu denen du gehst. Was haben sie bloß, was dir so gefällt. Habe ich auch etwas Reizvolles für dich?

Ich glaube daran, dass alles im Leben aus einem bestimmten Grund passiert. Alles ist genauso wie es sein soll. So wird es auch dich aus einem bestimmten Grund geben, du wirst einfach missverstanden. Vielleicht bringst du etwas ins Gleichgewicht, was vorher im Ungleichgewicht war. Zum Beispiel die Achtsamkeit. Das Bewusstsein für sich selbst. Das Erkennen, was man möchte und was einem im Leben wirklich wichtig ist. Vielleicht haben die Leute, zu denen du gegangen bist, dich einfach gebraucht, aus diesem oder auch aus anderen Gründen. Auf dieser Welt kann es schließlich nicht immer nur Gutes geben. Denn sonst wüsste ja keiner, dass es gut ist. Oder du gehst zu sehr starken Persönlichkeiten, weil du weißt, sie teilen ihre Gedanken mit anderen und erleichtern somit das Leben anderer, die mit ihrem Schicksalsschlag weniger gut umgehen können.

Ich glaube, du bist gar nicht so böse. Es kommt einfach darauf an, wie man mit dir umgeht. Da kann ich dich auch ein bisschen verstehen. Wenn mich jemand angreift, verteidige ich mich auch.

Ist mein Gegenüber kompromisslos, gibt es für mich auch keinen Grund, mir Mühe für ein Miteinander zu geben. Manchmal kann man ungeliebten Personen einfach nicht aus dem Weg gehen. Egal, ob Arbeitskollegen oder Familienangehörigen oder einfach dir, liebe MS. Deswegen ist es wichtig für jeden, auch an sich selbst zu arbeiten und Probleme offen anzusprechen.

Ich glaube, auch mit dir kann man sich arrangieren, wenn man nur möchte. Ich gehe sogar weiter und sage, man kann dich auch als Freund betrachten. Als Freund, der zeigt, wann jemand wieder zu viel von sich verlangt hat. Oder der zeigt, was Dankbarkeit bedeutet. Vielleicht gefallen dir meine Worte.

Mathilde

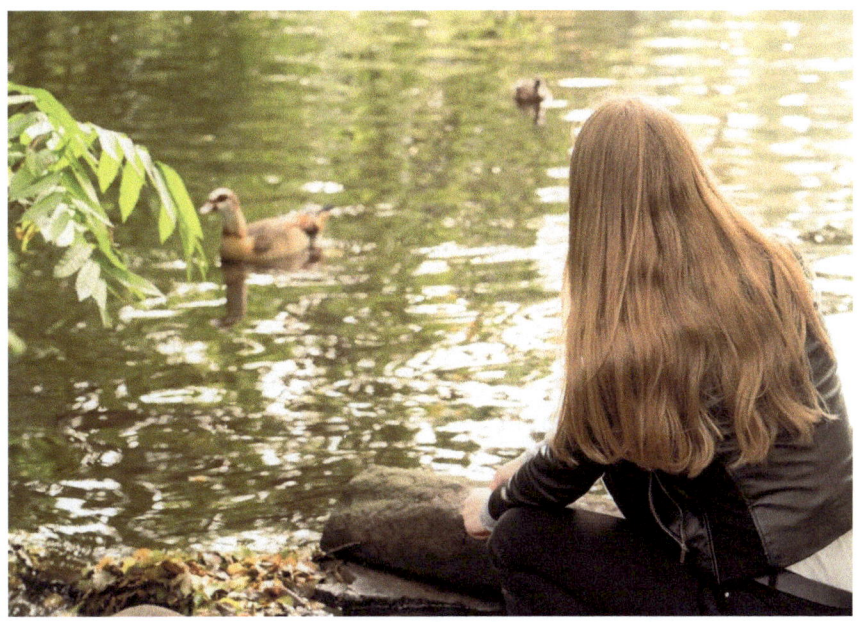

Das Glück liegt in uns, nicht in den Dingen – Buddha

Einmal Hölle und zurück

- Nicole Zahn -

Ich wurde im August 1972 in Aschaffenburg (in der Nähe von Frankfurt am Main) geboren. Meine Kindheit und Jugend verlebte ich in Sailauf, einem schönen Dorf. Nach meiner Schulzeit machte ich eine Lehre zur Bäckereifachverkäuferin, weil mir der Umgang mit Menschen immer schon sehr wichtig war.

Im September 1998 lernte ich meinen Mann kennen und lieben, alles war perfekt. Im Mai 1992 heirateten wir. Unser Glück war komplett, als unsere Tochter 1994 das Licht der Welt erblickte. Keiner denkt daran, dass die rosarote Brille plötzlich schwarz werden könnte.

Im Herbst 1998 hatte ich hinter dem rechten Auge auf einmal höllische Schmerzen und einen Schleier. Ich suchte sofort einen Augenarzt auf, der mich umgehend in die Klinik einwies. Dort bekam ich 14 Tage lang Cortison. Viele Untersuchungen wurden dann gemacht, auch das Nervenwasser gezogen. Mir wurde keine Diagnose genannt, letztlich sei es nur ein Virus und ich solle mir keine Sorgen machen. Ein angehender Arzt sagte mir auf dem Flur, es würde sich um MS handeln, aber er hätte nichts gesagt. Das Cortison musste fast über ein Jahr ausgeschlichen werden. Es war die Hölle, körperlich und psychisch. Ich hatte in dieser Zeit sage und schreibe 25 Kilo zugenommen. Als ich den Hausarzt auf die MS ansprach, verneinte er dies sofort. Er erklärte, es wäre nur ein Virus, den man nur einmal im Leben bekommt. Der Kollege hätte mir es nicht sagen dürfen. Ich war also zufrieden.

Mein Mann stand mir immer zur Seite. Er schämte sich nicht, mit mir auf die Straße zu gehen. Die Bilder habe ich heute noch im Kopf und wenn ich sie anschaue, könnte ich heulen, so schlimm war die Zeit. Ich zog mich total zurück.

Das erste Mal unter Freunden war ich Silvester 2000. In der Zeit von 1998 bis 2008 hatte ich immer wieder Gleichgewichtsstörungen, Schwindel, täglich Kopfschmerzen und Taubheitsgefühle in Händen und Beinen. Mein Hausarzt meinte, es seien ja nur die Nerven. Er verschrieb mir erst einmal Antidepressiva, weil dann die Welt wieder anders aussehen würde. Aber nichts änderte sich. Ich kam mir vor als würde ich simulieren. Es war mir peinlich immer wieder zum Arzt zu gehen, also lebte ich so weiter. Als ich im Herbst 2008 an einer Grippe erkrankte, bekam das Kind einen Namen. Die brutalen Schmerzen hinter dem Auge waren wieder da. Ich eilte zum Augenarzt. Dieser wollte mir ständig erklären, ich hätte nur eine Nebenhöhlenentzündung. Ich verneinte dies und gab nicht auf. Es war derselbe Schmerz wie damals, so etwas vergisst man nicht. Nach erneuter Aktenprüfung schrieb man mir sofort eine Überweisung in die Augenklinik mit der Diagnose: bekannte MS seit 1998!!!!!! Ich begriff die Welt nicht mehr und suchte noch am gleichen Tag einen Neurologen auf. Ich hatte Panik und Angst und wusste nicht mal was MS ist.

Der Neurologe veranlasste sofort ein MRT und dann hatten alle Probleme einen Namen: MS, eine gesicherte Diagnose. In den folgenden Jahren hatte ich viele Schübe, mal leichte und mal heftige. Auch hatte ich immer wieder Probleme mit der Verträglichkeit der Medikamente. Am Anfang dachte ich, das sei mein Todesurteil und ich sah nur noch den Rollstuhl. Weil ich dachte, mein Leben sei vorbei, habe ich viel geweint. Aber dann habe ich mich informiert.

Ich habe einen fantastischen Neurologen gefunden, der mir immer zur Seite steht und mich aufgefangen hat in all den Jahren. Es gab viele Probleme, aber Aufgeben ist keine Option für mich gewesen. Ich gründete eine eigene Selbsthilfegruppe und gehe offen mit der Krankheit um. Auch in einer Zeitung gab ich ein Interview über mein Leben mit MS. Damit habe ich viele Menschen erreicht. Viele sprachen mich positiv darauf an, das machte mich sogar ein wenig stolz. Ich möchte den Menschen nahe bringen, was MS ist und wie es uns ergeht. Bei jedem Menschen ist es anders, es ist die Krankheit der 1000 Gesichter. Klar gibt es immer wieder Rückschläge. Ich habe aber gelernt, dass ich auf mich achten muss. Immer klappt das nicht, ich denke das kennt jeder. Um meine Mobilität zu erhalten, gehe ich mit meinem Mann viel wandern und Rad fahren. Die Natur gibt mir die Ruhe, die ich brauche. Die MS hat mich viel selbstbewusster gemacht. Ich habe viele Bekannte, die ich sonst nie getroffen hätte. Also hat die MS auch etwas Gutes. Ich hätte nie gedacht, dies einmal sagen zu können. Ich kann anderen helfen, indem ich ihnen Tipps geben kann oder indem ich einfach nur zuhöre. Das ist so wichtig – gerade am Anfang der Diagnose.

Leider kann ich seit 2010 nicht mehr am Arbeitsleben teilnehmen und erhalte die Erwerbsminderungsrente. Auch musste ich lernen, dass jeglicher Stress und Probleme Gift für meinen Körper sind. Es ist nicht einfach, aber ich habe mir professionelle Hilfe gesucht und es klappt immer besser. Deshalb kann ich dies nur jedem empfehlen. Klar gibt es mal schöne und weniger schöne Tage, aber ich glaube, die hat auch ein gesunder Mensch.

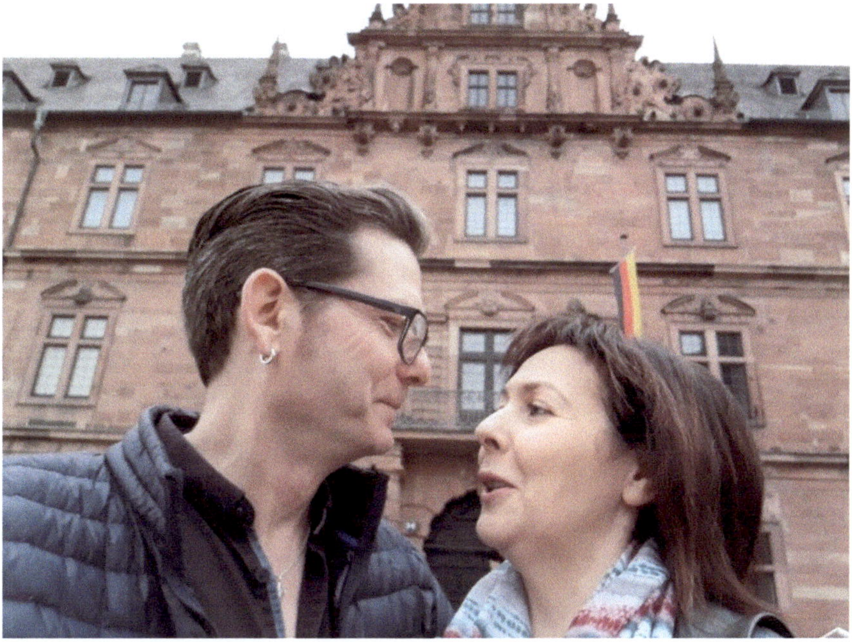

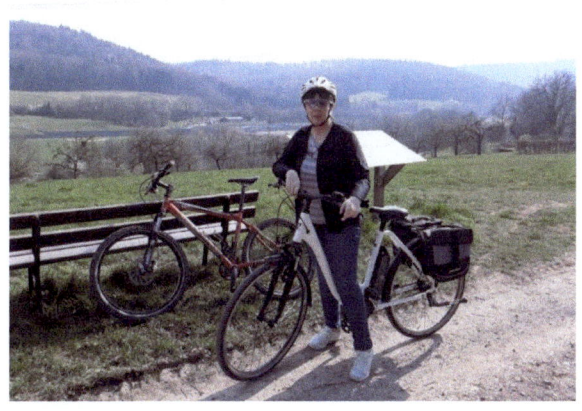

Hier bin ich mit meinem Mann zu sehen,
der immer zu mir gehalten hat!

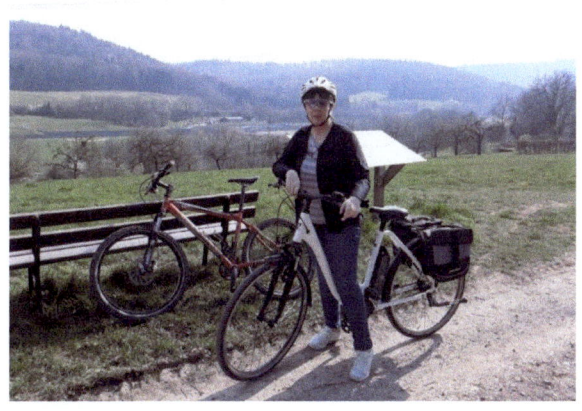

Jetzt kann ich sogar wieder Fahrrad fahren.

Jammern hilft nicht weiter. Ich sage immer: ich lebe mit MS und nicht die MS mit mir. Ich bin glücklich so einen Mann zu haben, der voll und ganz hinter mir steht. Unsere Tochter hat uns 2018 so glücklich gemacht und uns eine kleine Enkeltochter geschenkt. Sie ist als extremes Frühchen zur Welt gekommen und hatte viele gesundheitliche Probleme. Sie ist aber eine Kämpferin und somit mein Vorbild. Für sie gebe ich niemals auf und kämpfe weiter. Ich möchte auf diesem Weg auch ein großes Dankeschön an alle Angehörigen aussprechen, die es nicht immer einfach mit mir hatten.

Ich hoffe, ich konnte euch allen einen kleinen Einblick in mein Leben mit MS geben und freue mich, wenn ich ein wenig Mut zusprechen konnte. Denn das Leben ist schön – trotz MS.

Brief an meinen blinden Passagier
- Nicole Zahn -

Aus dem Nichts hast du dich angeschlichen, ohne jegliche Vorwarnung hast du von meinem Leben Besitz ergriffen. Alles war in Ordnung, bis ich auf einmal fast nichts mehr sehen konnte. Mein Leben geriet aus den Fugen. Ein längerer Krankenhausaufenthalt folgte mit vielen, vielen Medikamenten, die meinen Körper wie einen Hefeteig aufgingen ließen. Keiner der damals behandelten Ärzte konnte oder wollte mir sagen was ich hatte. Es sei nicht so schlimm, nur ein Virus, den man einmal im Leben bekommt. Es würde alles wieder gut. Also dann kann es ja nicht so schlimm sein, dachte ich, bald ist dieser Horror für immer vorbei. Aber im Laufe der nächsten zehn Jahre hast du immer wieder versucht, dich bei mir einzunisten, verborgen, ganz still und heimlich hast du dich immer wieder angeschlichen. Oft hatte ich Schwindel, Übelkeit, Missempfindungen in den Händen und Beinen, auch hatte ich am ganzen Körper ein starkes Brennen, aber nichts war zu sehen. Die Ärzte meinten, es seien meine Nerven und es wäre weiter nicht schlimm. Also bekam ich starke Antidepressiva und du hast dich bestimmt im Verborgenen kaputt gelacht. Es ging dann mal eine Zeit lang gut, aber immer wieder wolltest du als blinder Passagier von meinem Körper Besitz ergreifen.

Im Februar 2008 hast du dich wieder mal bemerkbar gemacht. Ich dachte, es laufen Tausende von Ameisen über meinen Körper. Dazu kamen die starke Übelkeit und der Schwindel. Jede Berührung tat mir unheimlich weh. Was war nur mit mir los??? Also ab ins MRT und dann war es vorbei mit dem Blinden Passagier. Du wurdest entdeckt!!! Jetzt wurde dein Name bekannt gegeben: MS. Ich dachte: Meine Scheiße (MS), das passt! Vorher hatte ich noch nie deinen Namen gehört, jetzt machte ich mich erst mal schlau und musste mit Entsetzten feststellen, dass ich dich, Miststück, nicht mehr losbekomme. Du wirst immer bei mir bleiben, mein ganzes Leben lang. Also setzte ich alle Hebel in Bewegung und holte mir Medikamente gegen dich. Ich weiß, sie werden dich nicht vertreiben können, aber wenigstens zur Ruhe bringen, das wäre doch schon mal was.

Im Laufe der Zeit haben mich die einen oder anderen Medikamente auch in die Knie gezwungen. Die wollte mein Körper nicht haben. Also Krankenhaus und neue Medikationen. Aber ich gab und gebe nicht auf. Du gewinnst nicht. Ich werde immer etwas suchen, das ich nehmen kann, das dich ausbremst und dich im Hintergrund hält. Immer wieder zeigst du dich und hast deinen Spaß dabei. Die Taubheitsgefühle in den Händen gehören schon langsam zu meinem Leben. Die Erschöpfung, die du mir oft bescherst, macht dir viel Freude, denn niemand sieht sie, diese unsichtbaren Symptome. Oft werde ich als faul hingestellt, obwohl ich einfach körperlich nicht kann, das macht mich sehr traurig. Und du Miststück lachst dir ins Fäustchen. Als du mir allerdings 2016 zeigen wolltest, was du so alles drauf hast, und mit voller Wucht zuschlugst, meine beiden Hände taub waren, und ich nicht mehr richtig laufen konnte und auf die Hilfe anderer angewiesen war, die mir bei den alltäglichen Dingen helfen mussten, und ich zwölfmal Cortison in meinen Körper laufen lassen musste, wusste ich, du hängst echt wie eine Klette an mir. Ich werde dich nie wieder los und du wirst immer gemeiner zu mir. Ich werde alles tun, damit du den Spaß an mir verlierst.

Ich werde es dir zeigen, also gehe ich viel Laufen, gönne mir mehr Ruhe und mache die besten Therapien, die ich bekommen kann. Du musst nun endlich kapieren, dass ich auch nicht aufgeben werde. Immer nur kämpfen macht dir bestimmt auf die Dauer auch keine Freude. Du kannst gerne als blinder Passagier in meinem Körper verweilen, aber verhalte dich bitte einfach ruhig und still. Denn wir zwei müssen es einfach den Rest meines Lebens miteinander aushalten. Machen wir das Beste daraus. Ich bin jetzt auch mal ganz ehrlich: Bitte melde dich nicht mehr bei mir, also bitte keine Antwort von deiner Seite.

Deine Nicole

Tipps, die auch mir schon geholfen haben
- Nicole Zahn -

Mir als Betroffene ist es eine Herzensangelegenheit, anderen Betroffenen ein paar hilfreiche Tipps zu geben, die das Leben mit MS etwas leichter machen. Ich kann aus eigener Erfahrung schreiben, denn ich habe alles selber schon gemacht. Ein Schub beschert immer beängstigende Gefühle und Gedanken. Werden sich meine Beschwerden wieder bessern? Werden meine Einschränkungen wieder abnehmen? Ich denke, solche oder ähnliche Ängste und Gedanken kennt jeder Betroffene. Aber aufgeben ist keine Option für mich. Also versuche ich, einige Dinge in meinen Alltag zu integrieren, die im Grunde jeder den eigenen Möglichkeiten entsprechend durchführen kann und die obendrein auch noch Freude machen. Nachfolgend meine Tipps, die wie gesagt auch mir schon oft geholfen haben:

Für die Beine und Füße

- Ich liebe das Fahrradfahren. Mittlerweile habe ich ein E-Bike, da fühle ich mich sicher. Falls mich meine Kraft einmal verlässt, kann mich der Motor unterstützen.

- Spazierengehen (umso schöner, wenn man – wie ich – eine Enkeltochter und einen Hund hat).

- Eine Übung für die Zehen: Zehen hochziehen und wieder loslassen. Das half mir beim letzten Schub enorm, da ich nicht laufen konnte.

Für die Hände

- Steckspiele für Kinder sind genial für die Feinmotorik der Hände.

- Auch das Solitärspiel ist für die Feinmotorik und die Schnelligkeit eine tolle Hilfe.

- Häkeln und Sticken ist einfach super für die Finger, Augen und das Gedächtnis (gerade bei Mustern, bei denen man zählen und aufpassen muss).

- Wenn ich Karten spiele, habe ich einen Kartenhalter, das vereinfacht es.

- Ein Kindermalbuch ausmalen oder einfach selbst etwas malen, hilft und macht großen Spaß.

- Ein Paraffinbad kann ich jedem wärmstens empfehlen. Es tut den Fingern total gut, fördert die Durchblutung und die Beweglichkeit.

Diese Dinge kann man gut in den Alltag integrieren, sie kosten nichts oder fast nichts, und man ist nicht an zeitliche Termine gebunden. Natürlich sollte man die vom Arzt verschriebene Krankengymnastik, die jedem MSler zusteht, immer zusätzlich in Anspruch nehmen. Ich sage immer: wer rastet, der rostet! Natürlich ist jeder unterschiedlich mobil, aber auch wenn man nur ein oder zwei Dinge in das alltägliche Leben integrieren kann, ist das schon gut. Auch kann ich jedem nur empfehlen, das Angebot einer Reha zu nutzen. Es ist auch wichtig, sich immer wieder Zeit für sich selbst zu nehmen, einfach mal ein Buch lesen, Musik hören, Achtsamkeitsübungen machen usw.

Ihr könnt euch gern im Internet von weiteren Tipps inspirieren lassen. Hier gibt es vielfältige Quellen und ich möchte nur drei Quellen nennen, die ich selbst gern nutze. Es sind die Angebote der DMSG, der AMSEL e.V. und „**trotz**ms".

Wer die Tiefen des Lebens kennt, lernt die Höhen zu schätzen
- Nicole Zahn -

Mein Mann und ich hatten bald Silberhochzeit und wir wollten uns einen langersehnten Traum erfüllen – eine Kreuzfahrt mit der AIDA. Da wir vor 25 Jahren aufgrund der finanziellen Möglichkeiten keine Hochzeitsreise machen konnten, sollte der Traum nun endlich in Erfüllung gehen. Ich zählte die Wochen und Tage wie ein kleines Kind, so sehr freute ich mich darauf.

Im Mai sollte es soweit sein. Doch im April bemerkte ich an einem Freitagabend plötzlich über meinem linken Auge drei kleine Pickelchen, die stark juckten. Jedoch schenkte ich diesen keine große Beachtung. Als ich Samstagmorgen aufwachte, juckte es immer stärker und die Stelle war sehr gerötet.

Ich ging in die Apotheke, um mir eine Salbe zu holen. Als der Apotheker es sah, meinte er jedoch, ich solle lieber mal einen Arzt aufsuchen, der Notdienst hat, denn es gefiele ihm gar nicht. Ich fand es fast übertrieben, befolgte aber den Rat und ging zum Arzt. Dieser gab mir eine Salbe, meinte aber, wenn es nicht besser wird, soll ich mich gegen Abend im Klinikum vorstellen. Er hatte eine Vermutung, äußerte sich aber nicht weiter dazu. Ich wunderte mich nur, warum ich wegen ein paar Pickelchen ins

Klinikum fahren sollte? Zuhause trug ich fleißig die Salbe auf, aber es wurde nicht besser – im Gegenteil – bis zum Abend hin bekam ich solch stechende Schmerzen, dass ich daraufhin meinen Mann bat, mich in die Klinik zu fahren. Ich hatte schon so ein ungutes Bauchgefühl.

In der Klinik angekommen, wurde ich aufgenommen und das übliche Prozedere wurde durchgeführt. Eine Ärztin unterhielt sich mit mir und meinte, da ich MS habe, möchte sie gerne eine Neurologin hinzuziehen. Die Neurologin nahm eine Lumbalpunktion vor. Leider beherrschte sie das nicht so gut und ich hatte wahnsinnige Schmerzen. Nach kurzer Zeit kam sie zu mir und meinte: „Sie haben einen Herpes Zoster, dieser ist gerade am Auge nicht ungefährlich, wir müssen sie stationär aufnehmen."

Ich brach in Tränen aus, dass kann doch alles nicht wahr sein. Mein Mann beruhigte mich und meinte: „Komm, das sind bestimmt nur zwei oder drei Tage, die wollen dir nur helfen."

Die Ärztin sagte: „Wir müssen sofort reagieren, Sie müssen jetzt vierzehn Tage in der Klinik bleiben und bekommen umgehend Infusionen! Denn im schlimmsten Fall kann der Zoster am Auge zur Erblindung führen, wir dürfen keine Zeit verlieren."

Ich fiel meinem Mann weinend in die Arme. Unser Traum zerplatze in diesem Moment wie eine Seifenblase! Warum immer ich??? Meine Nerven lagen blank, da sich der Zoster auf einmal blitzschnell auf meinem Kopf und meiner Stirn ausbreitete. Es waren höllische Schmerzen und es juckte fürchterlich. Ich bekam durchweg Antibiotikainfusionen. Da die Klinik über keinen Augenarzt verfügt, wurde ich mit einem Taxi dort hingebracht.

Der Arzt meinte: „Sie Arme haben nicht nur die Läuse sondern auch noch die Flöhe." Was? Ich dachte, der spinnt doch. Jetzt hatte ich auch noch eine heftige Bindehautentzündung bekommen. Das darf doch alles nicht wahr sein.

Ab sofort bekam ich eine Salbe und ein Lösung mit der ich das Auge mehrmals täglich reinigen sollte. Ich war nur noch am Heulen. Nimmt das denn kein Ende? Der Oberarzt kam zu mir ans Bett und sagte, dass es keine Möglichkeit gäbe, dass ich die Klinik früher verlassen könne. Es sei zu ernst. Er könne uns ein Attest ausstellen, das wir beim Reisebüro einreichen können, um einen Teil der Kosten erstattet zu bekommen. Meine Nerven lagen jetzt ganz und gar blank. Ich heulte nur noch. Wir hatten uns doch so sehr auf die Reise gefreut.

Es stellte sich heraus, dass alles eine Nebenwirkung meines MS-Medikaments war. Ich musste es sofort absetzen! Ich bekam Panik und schrie: „Nein, das mache ich nicht, ich nehme es doch schon sieben Jahre und es ist das erste, das ich vertrage." Bei meinem ersten Medikament hatte ich eine Lebervergiftung bekommen und lag sehr lange in der Klinik, beim zweiten ging es auch nicht lange gut, meine Haut reagierte zu hefig. Mit diesem war ich seit sieben Jahren schubfrei!!! Warum jetzt???

Es spielten verschiedene Faktoren zusammen. Ich hatte zuvor eine Grippe und eine Zahn-OP, wodurch mein Immunsystem sehr geschwächt war. Mein Körper schaffte das jetzt nicht mehr. Jedoch gab es keine andere Lösung. Das Medikament wurde abgesetzt. Es folgten zwei Wochen voller Tränen. Die starken Medikamente setzten mir so zu, dass ich keine Lust mehr hatte, das Bett zu verlassen, obwohl ich normalerweise immer unterwegs bin. Das Krasseste und Lächerlichste war jedoch, als ein Hautarzt von außerhalb hinzugezogen wurde, an meinem Bett stand und meinte, sie sollten mir alle Infusionen und Medikamente absetzten. Es helfe sowieso nicht mehr. Ich würde sowieso erblinden. Er drehte sich um und verließ mein Zimmer. Ich heulte und schrie: „Nein, nein!!!" Meine Bettnachbarin beruhigte mich und holte eine Schwester, die mir noch ein starkes Medikament zur Beruhigung gab, da ich einen Nervenzusammenbruch erlitt. Es wirkte sofort, sodass ich auch gleich einschlief. Gott sei Dank.

Am nächsten Tag schüttelte sogar der Professor den Kopf über die Bemerkung des Hautarztes. „Was hat sich denn der Kollege dabei nur gedacht?"

Er sagte mir, dass ich auf keinen Fall erblinden würde. Es würde alles dagegen getan. Sie gaben mir eine Windpockensalbe, mit der ich die Stirn und den Kopf einreiben musste. Diese würde den starken Juckreiz eindämmen. Zeitgleich bekam ich immer noch Antibiotika und ein starkes Schmerzmittel gegen die Nervenschmerzen, die der Zoster auslöste.

Es war eine harte Zeit. Mein Mann gab mir immer wieder Kraft und sagte: „Zusammen schaffen wir das. Wir können froh sein, dass du dein Augenlicht nicht verloren hast und die Reise holen wir auf alle Fälle nach." Er hatte ja Recht, wenn ich mir vorstelle, ich hätte es im Ausland bekommen, wer weiß, wie die Ärzte dort reagiert hätten. Trotz allem hatte ich also Glück im Unglück.

Zum Schluss war ich so geschwächt, dass ich keinen Besuch mehr wollte. Im Nachhinein erzählte mir meine Familie, dass ich sogar gegen die Pfleger aggressiv wurde. Ich wusste auch nicht mehr, wer mich alles besucht hatte, so stark waren die Medikamente. Als ich die Klink verlassen durfte, folgten Wochen mit Arztbesuchen bei meinem Neurologen, ich bekam weiterhin starke Schmerzmittel von ihm. Der Neurologe meinte: „Wir müssen den Zoster total vernichten, sonst haben Sie ein Leben lang diese Schmerzen." Ich bekam drei Wochen Morphium-Pflaster und musste weiter die Creme auftragen. Jedoch war meine Psyche am Ende, es war einfach alles zu viel.

Daraufhin bekam ich einige Tage Valium-Infusionen. Dann schöpfte ich langsam wieder Mut und dachte, es geht wieder aufwärts und die Reise machen wir auf alle Fälle im nächsten Jahr. Es ging einige Wochen gut, doch plötzlich schlug das MONSTER MS wieder zu.

Als ich und mein Mann vom Einkaufen nach Hause kamen und ich die Treppe hoch wollte, merkte ich auf einmal, dass ich es nicht schaffte, meine Beine knickten ein. In mir breitete sich Angst und regelrechte Panik aus. Was ist das??? Ich schleppte mich die Treppe hoch. Mein Mann meinte, ich solle mich hinlegen, vielleicht hätte ich mir zu viel zugemutet. Die Gedanken kreisten in meinem Kopf, ich hatte doch gar nicht viel gemacht.

Ich rief meinen Neurologen an. Obwohl es Samstag war, kam er gegen Abend bei uns zu Hause vorbei. Er schaute mich an und meinte, ich solle mich ausruhen, er denke nicht, dass es ein Schub sei. Wenn es jedoch nicht besser werden würde, solle ich am Montag in die Praxis kommen. Am Sonntag ging es mir etwas besser. Ich dachte, okay, das wird schon, aber ich wurde eines Besseren belehrt. Als ich am Montagmorgen aufstehen wollte, ging nichts mehr. Mein rechtes Bein war taub und die Arme auch. Ich ließ mich sofort zu meinem Neurologen fahren. Im Auto weinte ich und dachte, das kann doch nicht wahr sein, was muss ich noch alles mitmachen? Der Arzt untersuchte mich und meinte: „Es ist alles zu viel für Ihren Körper, das mit dem Zoster. Jetzt reagiert er mit einem Schub, aber das kriegen wir wieder hin." Ich glaubte nicht mehr daran, denn mir ging es fast stündlich schlechter. In den Händen spürte ich so gut wie nichts mehr. Die Beine machten dicht, ich lief nur noch ganz kurze Stücke vom Auto in die Praxis oder vom Sofa zum WC. Ich ging nur noch am Stock und unter Schmerzen. Ich dachte, jetzt ist das Leben rum, du bist noch so jung und wirst bald im Rollstuhl landen. Ich lag nur im Bett und weinte mir die Augen aus.

Mein Mann musste mich in dieser schweren Zeit waschen, anziehen, kämmen usw. Ich konnte nichts mehr. Was für ein schreckliches Gefühl, so ausgeliefert zu sein. Mein Mann war berufstätig und musste jetzt auch noch den Haushalt schmeißen sowie sich um unseren Hund kümmern.

Ich war mit den Nerven völlig am Ende, denn jetzt spielte mir die Psyche auch noch einen Streich (bei MS sehr oft). Ich sah keine Hoffnung mehr, ständig musste ich jemanden belästigen, um mich zum Arzt zu fahren. Jeder hatte es ja gerne gemacht, aber ich kann schlecht Hilfe annehmen. Meine Tochter, meine Schwägerin und mein Vater fuhren mich abwechselnd hin. Ich werde nie vergessen, wie mein Vater mich einmal zu Hause abholte und im Auto wartete. Ich ging am Stock langsam an der Hauswand entlang zum Auto. Als ich einstieg, hatte er Tränen in den Augen und sagte: „Das sieht ja aus, als hättest du einen Schlaganfall." Ich heulte wieder drauflos. Jeder sprach mir Mut zu. „Ja, das wird schon wieder." Ich bekam zwölf Einheiten Cortison. Jeder MSler weiß, normal sind drei, eventuell fünf. Aber acht ist das Höchste. Jetzt hatte ich zwölf in mir.

Mein Neurologe sagte immer: „Das bekommen wir wieder hin. Es dauert nur eine Weile." Er verschrieb mir Krankengymnastik, die ich unter Schmerzen machte. Am Anfang hätte mich eine Schildkröte überholt, so langsam war ich unterwegs. Immer auf die Hilfe der anderen angewiesen zu sein, ist echt schlimm. Jetzt weiß ich, wie sich ältere Menschen fühlen müssen. Am Anfang schämt man sich so sehr. Mein Mann versuchte, mich immer wieder aufzubauen.

Als es mir etwas besser ging, meinte er: „Komm wir gehen mal schön Essen, es tut dir gut, mal was anders zu sehen." Es war die Hölle. Ich konnte nicht mal mein Schnitzel schneiden oder das Glas halten. Meine Tochter schnitt mir mein Fleisch und besorgte mir einen Strohhalm. Sie sagte: „Mama, das ist nicht schlimm, es sieht doch keiner, mach dir keine Gedanken und die Leute, die können uns mal." Dass mir an dem Tag das Essen nicht schmeckte, muss ich wohl keinem sagen. Ich kam mir vor wie ein hilfloses kleines Kind.

Meinem Arzt muss ich es immer wieder hoch anrechnen, er wollte mich drei Wochen lang jeden Tag sehen nach der Infusion, denn er kennt mich und weiß, dass ich ruck zuck in eine Depression fallen kann in solch einer Situation. So konnte er mich schnell auffangen, mir Medikamente verabreichen und mir Mut zusprechen.

Ich saß oft alleine da, wenn mein Mann arbeitete und sah keine Hoffnung mehr. Alles was ich wollte, war doch nur mal etwas glücklich sein. Die langersehnte AIDA-Reise wurde mir genommen, dafür lag ich mit dem Zoster und dem Nervenzusammenbruch vierzehn Tage in der Klinik. Medikamente dröhnten mich zu. Dann denkt man irgendwann, jetzt geht's endlich aufwärts, nee, gleich kommt der nächste Schlag, ein Mega-Schub, der schlimmste, den ich je hatte, und dann soll man noch zufrieden sein? Aber ich sagte mir: „Nicole, aufgeben ist doch keine Option für dich, kämpfe weiter, dann schaffst du das!"

Was ich in dieser Zeit gebetet habe, kann ich keinem sagen, aber der Herr hat geholfen. Es ging mir von Tag zu Tag besser. Meine Tochter und mein Schwiegersohn holten mich nachmittags zu sich, wenn mein Mann arbeitete, dass ich nicht alleine war und Zeit mit Grübeln verbracht hätte. Natürlich war ich noch lange nicht die Alte, aber es wurde von Tag zu Tag besser.

An meinem Geburtstag überreichte mir unsere Tochter ein Album und ich traute meinen Augen nicht. Es war das schönste Geschenk, das ich jemals bekommen hatte. Ich habe heute noch Gänsehaut, wenn ich daran denke. Auf jeder Seite waren ein Spruch und ein Bild. Auf dem ersten Bild sah man unseren Hund, darunter stand: „Luna macht Urlaub bei uns und für dich und Papa geht's am ….... um 17 Uhr mit dem Flieger los."

Ich kapierte gar nichts. Auf der nächsten Seite stand: „Ihr landet um 19 Uhr in (mit einem Bild von einer Landkarte)Venedig. Mit eurem privaten Boottaxi (weil ich ja zu diesem Zeitpunkt noch nicht so gut laufen konnte) fahrt ihr zum Hotel. Dort macht ihr euch ein paar schöne Tage und genießt es. Am Sonntag um 19 Uhr geht es dann wieder heim. Herzlichen Glückwunsch zum

Geburtstag, liebe Mama, ich hab dich lieb." Jetzt beim Schreiben dieser Zeilen laufen mir Tränen der Rührung, Freude und Dankbarkeit über die Wangen. So ein wahnsinnig schönes Geschenk. Ich hätte nie gedacht, dass ich in dem Jahr, in dem ich so viel Schlechtes mitgemacht hatte, noch mal in den Urlaub fahren würde, geschweige denn könnte.

Ab diesem Tag ging es mir immer besser. Da sieht man mal wieder, welche wichtige Rolle unsere Psyche bei der Genesung spielt. Ich freute mich so sehr auf diesen Urlaub. Mein Mann und ich fahren sehr selten weg, deshalb war uns unsere Silberhochzeitsreise auch so besonders wichtig. Einfach mal weg von allem und nur Zeit für uns haben.

Als der Tag der Tage kam und wir nach Venedig flogen, hatte ich schon etwas Bedenken, dass ich es körperlich nicht schaffte, da meine Beine noch nicht so ganz fit waren. Aber, was soll ich sagen, in Venedig angekommen, waren wir einfach nur GLÜCKLICH und haben an nichts gedacht. Die negativen Gedanken gingen wie durch ein Wunder weg. Es ging mir schlagartig besser und ich konnte laufen wie ein junger Gott. Alle Schmerzen und Sorgen waren weg. Ich sage immer: „Dieser Urlaub hat mich geheilt!!!" Keiner, der mich dort gesehen hat, hätte gedacht, dass ich vor Wochen nicht mal ohne Stock laufen konnte, geschweige denn, mich selbst versorgen. Es war ein Wunder für mich, und ich danke GOTT, meinem Mann und meiner Tochter dafür.

Sie haben mir später erzählt, dass sie auch daran gezweifelt hatten, ob ich jemals wieder richtig laufen könne. Ich war jetzt wieder fast die Alte und bekam ein neues MS-Medikament, und ich bitte Gott, dass ich es diesmal für immer vertrage. Denn ich sage immer: „Nur wer die Tiefen des Lebens kennt, lernt die Höhen zu schätzen." Und ich schätze sie jetzt ganz sicher.

Mein Mann und ich wollten auf jeden Fall unsere Kreuzfahrt machen und im Mai war es dann endlich so weit, im Flieger hatte ich Tränen in den Augen. Ich war voller Dankbarkeit, dass ich es doch noch in einem so guten Gesundheitszustand erleben durfte. Es war so eine unglaublich schöne Reise. Das erste Mal auf einem Kreuzfahrtschiff. Es passte alles.

In der Woche dachte ich nicht einmal an meine MS, ich gab ihr keinen Raum und es ging mir ausgezeichnet. Mir ist bewusst, dass es immer wieder zu Schüben kommt, aber ich habe mein Leben etwas umgestellt. Ich gehe achtsamer mit mir um, treibe Sport, der mir wahnsinnig gut tut, vor allem für meine Psyche.

MS und Depressionen gehören meist zusammen. Ich mache deswegen eine Verhaltenstherapie, in der ich, wenn es Probleme gibt, gleich reagieren kann und sie nicht zu nahe an mich heran lasse. Ich bin sehr stolz, ein Teil der **trotz**ms-Seite zu sein. Ich kann somit vielen Betroffenen und auch Angehörigen helfen, indem ich von meinem Leben mit MS berichte. Wir sind dort echt eine tolle Truppe und treffen uns einmal jährlich für Aktionen rund um das Thema Multiple Sklerose. Dabei ist auch unser Schirmherr Wayne Carpendale, den ich ohne MS nie persönlich kennen gelernt hätte. Also hat sie auch was Gutes.

Ich muss mir oft Auszeiten gönnen und mich einfach mal ausruhen, wenn mir alles zu viel wird. Das ist für mich das Schwierigste. Zu lernen, bis hierher und dann stopp. Mein Körper zeigt mir meine Schranken. Wenn ich verstärkte

Sensibilitätsstörungen in den Händen oder Beinen spüre oder schlecht sehe, ist es zu viel und ich muss mit Ruhe reagieren. In solchen Situationen sage ich mir: „Nicole, es ist deine Gesundheit und nur du bist wichtig!"

Ich hole mir enorm viel Kraft und Energie aus der Natur, in der ich mit meinem Mann wandere, jeden Sonntag immer zwischen zwölf und zwanzig Kilometer. Ein Wunder, dass ich das noch kann nach all den Problemen. Dafür bin ich so dankbar.

Ich sehe die Welt mit ganz anderen Augen. Ich gebe auf keinen Fall auf und kämpfe weiter.

Mein größtes Vorbild ist meine kleine Enkelin, die vor knapp zwei Jahren als Extrem-Frühchen mit nur 800 g und 29 cm geboren wurde. Sie hat und hatte viele gesundheitliche Probleme, aber sie hat sich durchgekämpft wie eine kleine Löwin (zufällig ihr und mein Sternzeichen, wenn das kein Zufall ist). Sie hat noch einiges zu bewältigen, aber sie schafft das und ich schaffe es auch.

Die MS muss mit mir leben und nicht ich mit der MS. Ich gehe sehr offen mit meiner Krankheit um, was enorm wichtig ist.

Ich höre es immer wieder von einigen Betroffenen, dass sie niemandem von ihrer Krankheit erzählen. Warum? Wir müssen uns nicht schämen, wir sind nicht ansteckend und wir haben uns die MS auch nicht absichtlich ausgesucht. Geht offen damit um und ihr werdet auch verstanden, glaubt mir.

Ich hatte einen großen Bericht bei uns in der Zeitung, was wahnsinnig gut ankam. Ich wollte damit die Leute erreichen, die nicht wissen was MS ist. Ich mache keinem einen Vorwurf, aber wenn sie sich informieren, verstehen sie vielleicht, warum wir oft einfach müde und erschöpft sind (Fatique) oder früh berentet werden. Wir sind nicht FAUL, wir sind KRANK. Man sieht es nicht jedem an, aber deshalb wird sie auch die Krankheit der tausend Gesichter genannt (bei jedem verläuft sie anders).

Viele Leute haben mich diesbezüglich angesprochen, sie hätten es ja nicht gewusst, dass ich MS habe. Ich würde immer fröhlich sein und lachen. „Ja", hab ich gesagt, „wenn es mir schlecht geht, sieht mich ja keiner, weil ich dann zu Hause oder in der Klinik bin."

Aber das Leben ist schön trotz MS und ich genieße jede Minute. Meine Familie steht immer hinter mir, was für mich sehr wichtig ist.

Ich mache alles, was ich machen kann, um die MS zu besänftigen. Ich nehme meine Medikamente, gehe regelmäßig zu den Kontrollterminen ins MRT. Auch die Verhaltenstherapie ist ein wichtiger Bestandteil in meinem Leben geworden. Auf einer Reha war ich auch, dort lernt man viel, was man dann zu Hause umsetzen kann. Während ich dieses hier schreibe, wandern meine Gedanken durch diese Zeit. Alles noch mal genau betrachten und am Ende sagen: „Ich bin glücklich, denn es gibt viel Schlimmeres!" Ich hätte nie gedacht, dass ich das mal denke oder sage, aber es ist die Wahrheit.

Alles was mir nicht gut tut, versuche ich zu vermeiden, auch halte ich mich von Menschen fern, die mir nicht gut tun. Denn es ist ein wunderbares Gefühl, jetzt bin ich mit mir und der Welt im Einklang.

Ich möchte mich auf diesem Weg bei meinem Mann bedanken, der immer hinter mir steht und für mich da ist. Ohne ihn hätte ich das nie geschafft.

Ich danke meiner Tochter und meinem Schwiegersohn, die immer für mich da sind und mir das schönste Geschenk gemacht haben: unsere kleine LIA, die mein großes Vorbild ist. Sie ist mein Leben.

Ein großer Dank geht auch an meinen Neurologen, der immer ein offenes Ohr für mich hat.

Zum Abschluss fällt mir nur noch ein:

Das Leben ist trotz MS schön!

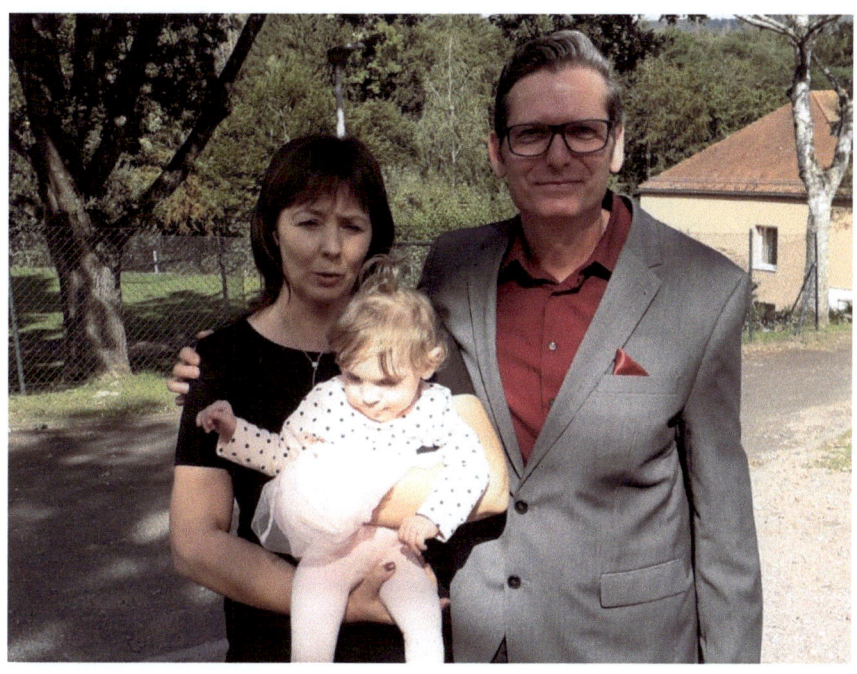

Das Leben ist nicht vorbei – nur anders als gedacht
- Steffi Heinig -

Ich bin ein Sonntagskind! Ich wurde an einem Sonntag im Herbst 1966 in Burgstädt/Sachsen bei (damals noch) Karl-Marx-Stadt (heute Chemnitz) geboren und bin in dem kleinen Dorf Markersdorf (heute ein Ortsteil von Claußnitz) aufgewachsen.

Die Ehe meiner Eltern scheiterte als ich drei Jahre alt war – was leider zur Folge hatte, dass ich fortan ohne Mutter und Bruder zurechtkommen musste. Ich wuchs trotzdem recht gut behütet bei meinen Großeltern auf.

Nachdem ich mich (wie so viele Jugendliche) nach Abschluss der mittleren Reife nicht zwischen Abitur, Grundschullehrerin, Friseurin, Innenarchitektin und Stewardess u.v.a.m. entscheiden konnte, waren mein Vater und meine Stiefmutter der Meinung, ich solle halt „was Richtiges" lernen, ihnen nicht mehr „auf der Tasche liegen" und eigenes Geld verdienen, und ehe ich mich versah, machte ich eine Ausbildung zur Facharbeiterin für Textiltechnik. Dass DAS nichts für mich war, merkte ich bereits einige Wochen nach Beginn der Lehre. Ich beendete aber die Ausbildung mit Auszeichnung und verließ dann den Betrieb, in dem ich eine Anstellung im erlernten Beruf hatte und sogar hätte studieren dürfen, und begann „ungelernt" im Büro in der Personalwirtschaft zu arbeiten. Ungefähr zur gleichen Zeit lernte ich meine Mutter und meinen Bruder (neu) kennen, denn Erinnerungen aus der Zeit meiner frühesten Kindheit waren nicht mehr vorhanden – wohl aber die unendliche Sehnsucht danach, die fehlenden Teile in meinem Leben kennenzulernen.

Ich verließ das beschauliche Dorf in Sachsen, in dem ich aufgewachsen war, und landete in der (für mich damals gefühlten) „Metropole" Leuna. Ich bekam eine Anstellung im dortigen Rathaus und zählte fortan für die DDR-Wirtschaft die Warenbestände in den Konsumläden und HO's (HO ist die Abkürzung für Handelsorganisation, und alle Geschäfte gehörten in der DDR dem Konsumgenossenschaftsverband oder der HO) sowie die Nutztiere der Region.

Kurz darauf lernte ich meinen heutigen Exmann kennen – 20 Jahre älter als ich, eloquent, charmant und überaus interessiert an mir. Ruckzuck war ich schwanger und mindestens genauso schnell verheiratet. Mein Sohn kam 1988 zur Welt und als ich am 01.10.1989 nach dem Babyjahr wieder anfing zu arbeiten, waren es nur noch wenige Tage bis zur Wende und dem Ende der DDR.

Ich baute 1990 – mittlerweile bei der Stadt Halle/Saale im Sozialwesen beschäftigt – das dortige Sozialamt mit auf. Mein Mann, der damals als Producer beim MDR beschäftigt war, machte sich mit größenwahnsinnigen Rosinen im Kopf und einem eigenen Fernsehsender selbständig und wir bauten ein Haus, das groß genug war, um auch meine damals schon pflegebedürftigen Schwiegereltern zu beherbergen. Weil das nicht genug war, begann ich neben meinem 8-bis-10-Stunden-Job als Sachgebietsleiterin eine Ausbildung zur Verwaltungsfachwirtin zu absolvieren.

1999 zeigte mir das Leben zum ersten Mal den ausgestreckten Mittelfinger. Fast zeitgleich nahm sich mein Bruder das Leben und mein damaliger Schwiegervater starb. Ich war für ein gutes halbes Jahr total aus dem Leben gerissen – heute weiß ich, dass all das vermutlich meinen ersten MS Schub ausgelöst hat.

Es sollte allerdings noch 12 Jahre – das Ende meiner Ehe und den damit verbundenen Verlust meines Sohnes, einen Umzug in den Norden Deutschlands, einen meinerseits abgelehnten Heiratsantrag, eine weitere Ausbildung zur Ausbilderin, das Kennenlernen meines jetzigen Lebensgefährten und Vaters meiner 2005 geborenen Tochter und einen erneuten Umzug in meine neue Heimat Bayern – dauern, ehe ich am 28.10.2011 mit der gesicherten Diagnose MS konfrontiert wurde.

Die sehr umtriebige Welt des Sonntagskindes stand plötzlich still!

Der erste Gedanke und auch meine erste Frage an meinen Neurologen war: „Kann ich damit 96 Jahre alt werden?" Meine Tochter war gerade eingeschult worden und in mir machte sich eine panische Angst breit, dass ich sie nicht würde aufwachsen sehen können und sie ein ähnliches Schicksal wie ich und ihr ältester Bruder würde erleiden müssen – ohne Mutter aufzuwachsen.

Nachdem mir der Neurologe recht barsch, erstaunt und wenig einfühlsam mit einem knappen „JA KLAR" antwortete, fing ich an, mich zu beruhigen und das zu tun, was ich auch heute noch tue, wenn ein Problem auftaucht: nach Strategien suchen, um mit dem Problem fertig zu werden (das war übrigens auch das Ende der Bekanntschaft zwischen dem Neurologen und mir – Gott sei Dank fand ich schnell meinen heutigen Neurologen, mit dem ich sehr zufrieden bin).

Ich kam schnell auf die Idee, mir „Leidensgenossen" zu suchen und war schon vier Wochen nach der Diagnose mit der hiesigen MS-Selbsthilfegruppe in Kontakt. Die damalige Gruppenleiterin ist auch heute noch die Gruppenleiterin, allerdings „wuppen" wir das seit mittlerweile sieben Jahren gemeinsam. Der Austausch mit anderen Betroffenen hat für mich zwei Vorteile:

Wenn wir zusammensitzen, muss niemand dem anderen viel erklären, weil wir „Insider" wissen, wovon wir reden UND mein offenbar angeborenes „Helfersyndrom" wird auch zufrieden gestellt. Es macht mich glücklich und zufrieden, wenn ich anderen Menschen helfen kann.

Seit der Diagnose bin ich ununterbrochen dabei, mich herunterzufahren. Wenn man sich anschaut, was ich in den Jahren zwischen 20 und 40 alles auf einmal meinte bewerkstelligen zu müssen, kann einem eigentlich nur schwindlig werden.

Nun bin ich ja mit der Diagnose MS nicht von heute auf morgen ein anderer Mensch geworden – der Drang, immer alles gleich, sofort und perfekt machen zu müssen, ist untrennbar mit mir verbunden.

Allerdings zeigt mir die MS überdeutlich, wenn ich es einmal wieder übertreibe. Ich lerne jeden Tag aufs Neue, auf die Signale, die mir mein Körper sendet, zu hören.

Ich arbeite noch heute im Sozialwesen, aber seit 2012 „nur noch" 20 Stunden in der Woche – mehr geht eben einfach nicht. Anfangs habe ich mir die neu gewonnene Freizeit mit unendlich vielen anderen Terminen vollgestopft – DAS vermeide ich mittlerweile recht gut. Ich brauche eben viel mehr Pausen als jemand ohne MS, es geht alles etwas langsamer und das ist gut so.

Ich suche mir gezielt Beschäftigungen, die auch etwas mit Ruhe zu tun haben. Ich mache Yoga, habe Meditation und Behindertenreitsport für mich entdeckt.

… und ich lerne Tag für Tag wieder neu, mich nicht zu überfordern.

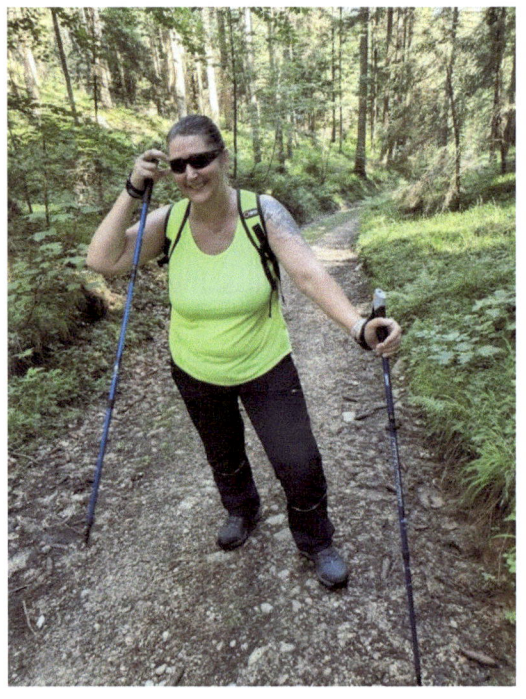

Das Leben ist schön – von einfach war nie die Rede ☺

SELBSTHILFE
- Steffi Heinig -

Vor gaaaaanz vielen Jahren habe ich einmal einen angehenden Sozialpädagogen kennengelernt, der mir allen Ernstes mit der These daherkam, dass alle Psychologen nur deshalb Psychologen geworden seien, damit sie sich selber therapieren können. Quasi Selbsthilfe to go.

Ich weiß nicht, ob das tatsächlich so ist. Aber wenn ich über mich und meine „Arbeit" als stellvertretende Gruppenleiterin einer MS-Selbsthilfegruppe nachdenke UND diese These auf alle möglichen anderen Gebiete übertrage, könnte da tatsächlich etwas Wahres daran sein.

Es würde zumindest erklären, warum ich so ungeheuer schnell nach der Diagnose den Weg zu einer Selbsthilfegruppe gesucht und gefunden habe und warum ich innerhalb kürzester Zeit nicht nur einfach hingegangen bin zu den Treffen, sondern auch Verantwortung übernommen habe.

„Miteinander stark" ist das Motto zum Welt-MS-Tag 2020 und genau so hatte ich mir nach der Diagnose eine Selbsthilfegruppe gewünscht – miteinander stark sein zu können UND auch einmal schwach sein zu dürfen.

Andererseits war durchaus auch eine gewisse Angst oder Sorge meinerseits vorhanden, dass ich da in einen düsteren Raum mit lauter traurigen, verkrachten und jammernden Existenzen landen könnte und damit genau das Gegenteil von dem erreichen würde, was ich jetzt mehr als alles andere brauchte – H I L F E.

Ich hatte tatsächlich das unfassbare Glück, eine Gruppe zu finden, die zu meinen Wünschen passte. Die Altersstruktur war recht angenehm für mich – von Anfang 20 bis Mitte/Ende 50 war und ist alles dabei. Es gibt Workaholics genauso wie voll Erwerbsgeminderte und/oder Teilzeitbeschäftigte (wie mich). Männlein, Weiblein, Dicke, Dünne – halt ganz normale Menschen, die alle eine gemeinsame Schnittmenge haben: sie alle haben MS.

Ich wollte anfangs einfach nur das Gefühl haben, dass ich mit dieser großen Unbekannten in meinem Leben, die vom Arzt MS genannt wurde, nicht alleine bin. Ich sog bei den ersten Besuchen in der Gruppe geradezu jedes Wort in mir auf – wenn andere davon berichteten, dass sie kribbelnde Finger und Beine hatten, dass sie unglaublich schnell abartig müde werden, dass sie Probleme haben sich etwas merken zu können, dass die Blase ein mitunter peinliches Eigenleben führt.

Was für eine Erleichterung, zu erkennen, dass ich nicht alleine auf einer einsamen Insel bin, meine Probleme riesengroß sind und mir über den Kopf wachsen. Vielleicht befinde ich mich als „MSler" auf einer Insel – aber Fakt ist, dass diese Insel alles andere als einsam ist!

Ich für meinen Teil ziehe aus den Begegnungen Kraft und auch eine gewisse Gelassenheit. Es ist ein himmelweiter Unterschied, ob ich einen Berg alleine besteige oder ob da noch Weggefährten sind. Es wird leichter, wenn man nicht einsam und allein ist, sondern sich verstanden und im besten Fall auch noch getragen fühlen kann.

Als junges Mädchen und junge Frau war ich ein recht unsicherer, ängstlicher Mensch, der sich sehr stark an allem orientiert hat, was einem halt so vorgegeben wurde.

Wenn die Oma was gesagt hat, wurde nicht viel nachgefragt oder vielleicht sogar diskutiert – DAS WAR GESETZ!

Wenn die Tante im Kindergarten gesagt hat, „du isst den Teller inklusive des fettigen Fleisches leer", dann hatte ich das zu machen (auch auf die Gefahr hin, dass ich mich vor Ekel vor fettem Fleisch fast übergeben musste).

Wenn die Lehrer in der Schule behauptet hatten, der Schnee ist schwarz – dann war der Schnee eben schwarz.

Wenn mein Exmann sein Leben ohne Rücksicht auf mich, unseren Sohn oder seine Eltern einfach lebte – dann wird er wohl das Recht dazu gehabt haben.

Ok, ok, ich höre schon auf – ich denke es ist klar, worauf ich hinauswill – die Option selber zu denken, zu hinterfragen, in Frage zu stellen, es anders und vielleicht durchaus besser zu machen, war in meinem Leben bisher nicht vorhanden.

Von daher passte mein Drang zur Selbsthilfegruppe erst einmal wundervoll in das Schema – ich suche mir Gleichgesinnte und mach dann einfach das, was die auch machen und schon passt es wieder.

(finde den Fehler) 😊

S E L B S T H I L F E bedeutet nicht, 1 zu 1 zu kopieren!

Vor vielen, vielen Jahren machte mich einmal ein Lehrer mit der „Pflaumenmustheorie" bekannt: Was ist Pflaumenmus? ➜ Mus aus Pflaumen!

Man kann diese Theorie nicht auf alles übertragen, aber bei der Selbsthilfe klappt es auch: Was ist Selbsthilfe? ➜ (sich) selbst helfen!

Es war und ist ein nie enden wollender Prozess, sich immer wieder bewusst zu machen, dass nicht alles, was unsere Umwelt an uns in schier unerschöpflichen Mengen heranträgt, in Stein gemeißelt ist.

„Meine" MS lehrt mich seit Anbeginn, dass ich nicht alles, was mir geraten und angetragen wird, ungefiltert tue oder übernehme. Ich trage mir so viele wie nötige Informationen zusammen und nehme mir dann aber auch die Zeit, darüber nachzudenken, in mich hineinzuhorchen und erst dann zu entscheiden, ob und wenn ja, welche Optionen für mich passen.

Der Gang zur Selbsthilfegruppe war ein unglaublicher Glücksgriff für mich, der Einstieg in meine Selbständigkeit, der erste Schritt auf meinem Weg, eine mündige, selbstbewusste und selbständige Frau und Patientin zu werden.

Ja, mein Leben hat sich verändert, aber durchaus auch in positiver Hinsicht!

Brief an meine MS
- Steffi Heinig -

MS

Multiple Sklerose

Encephalomyelitis disseminata

Krankheit mit den 1000 Gesichtern

MistStück

Madame Sabotage

Mindful Swan

Es gibt unglaublich viele Namen für dich, du „ungebetener Gast" in mir, die mir im Laufe dieser Bekanntschaft schon begegnet sind.

Ich muss feststellen, dass die meisten dieser Namen wenig schmeichelhaft sind.

Aber von Beginn an:

Hey MS,

du standest eines Tages einfach so mitten in meinem Leben. Ich hatte dich nicht eingeladen, das hast du selbst gemacht.

Ich wusste bis zu diesem schicksalhaften Tag nicht einmal, dass es dich gibt.

Ich war über dein Erscheinen fassungslos, total verängstigt, unglaublich traurig und unerhört wütend. Du hast etwas geschafft, was sonst nicht viele schaffen: ich war sprachlos.

Als ich meine Sprache zumindest teilweise wieder gefunden hatte, tat ich das, was ich auch sonst immer in meinem Leben tue, wenn es eng wird: Ich nahm mein Leben inklusive dir wie mit einem Seziermesser auseinander und versuchte Stück für Stück zu verstehen, zu kämpfen, zu verändern und vielleicht auch zu akzeptieren.

Die reine Theorie zu verstehen war gar nicht so schwierig. Dank der schier unendlich vorhandenen Möglichkeiten alleine im WWW ist es recht einfach und schnell möglich zu handeln und sich mit allen möglichen Dingen, die wichtig (und unglaublich oft auch gefährlich und unwichtig) sind, zu versorgen.

Viel schwieriger war es in der folgenden Zeit für mich, das Wichtige vom Unwichtigen zu unterscheiden. DAS war ein Zeitfresser, der mich recht lange begleitet hat.

Dann kam auch gleichzeitig eine sehr intensive Phase der Wut gepaart mit Verzweiflung und Resignation.

Ich fand es alles andere als ermutigend, zu erfahren, dass du nicht nur ungebeten in meinem Leben erschienen bist, sondern dass du keineswegs die Absicht hattest, jemals wieder aus meinem Leben zu verschwinden! Ja, das hat mich sehr wütend gemacht, das hat mich verzweifeln lassen und es gab viele Momente, in denen ich nur noch heulend in der Ecke saß und nicht mehr wusste, woher ich die Kraft nehmen sollte, all das zu ertragen. Du warst ja auch, wie ich recht schnell bemerken musste, nicht ganz alleine erschienen. Du hattest deine buckelige Verwandtschaft, die Depressionen sowie die Angst- und Panikattacken mitgebracht. Das war dann ein bisschen so, wie bei einem guten Team – was der eine nicht wusste, wusste der andere und es machte euch von Anfang an Spaß, entweder einzeln und/oder auch mal zu dritt auf einmal zu erscheinen.

Ich habe gegen dich angekämpft, aber irgendwann habe ich angefangen zu verstehen, dass das ein sehr ungleicher Kampf ist. Je mehr ich gegen dich kämpfte, umso mehr lehntest du dich zurück und zeigtest mir den ausgestreckten Mittelfinger und zaubertest auch immer noch etwas Neues aus deinem Hut.

Als mir das langsam klar wurde, habe ich aufgehört zu kämpfen und angefangen zu akzeptieren und zu verändern.

Als erstes hörte ich mit der Basistherapie auf, mit der ich bis dahin versucht hatte, dich in Schach zu halten. Offenbar hast du mich die ganze Zeit, in der ich mich gequält hatte und mir jede Woche eine Spritze verpasste, nur ausgelacht. Ich dachte, wenn ich brav das tue, was mein Neurologe mir verordnet hat, bist du still. Du hattest wohl mir gegenüber den ausgestreckten Mittelfinger gepachtet und schicktest mir einen Schub nach dem anderen. Immer wenn ich dachte, ich kenne dich jetzt, hattest du mir mit neuen Beschwerden und Symptomen ruck zuck den Beweis geliefert, dass ich eigentlich gar nichts weiß.

Doch ich habe auch dazu gelernt – mit der neuen Therapie hast du nicht gerechnet und so wie es aussieht, schmeckt dir die überhaupt nicht, denn du hast dich seither relativ brav in eine Ecke gesetzt und muckst nur ab und zu auf, wenn du Besuch von Herrn Uthoff bekommst. Der Kerl ist genauso ungebeten und unmöglich wie du und erscheint immer dann, wenn das Wetter sommerlich warm ist. Ab und an ist auch mal Herr Stress zu Gast und auch dann wirst du mutig und traust dich, mich daran zu erinnern, dass du immer da bist. Dann kommen solche Dinge, wie immer stärker werdendes Kribbeln in Händen und Füßen, verstärkte Blasenfunktionsstörungen und schmerzende Beine, Spasmen in den Beinen oder gar Sehstörungen. Im Gegensatz zu mir findest du es lustig, wenn ich plötzlich alles wie durch einen Schleier sehe oder sich die Sehstärke meiner Augen von jetzt auf gleich entweder verbessert oder wahlweise verschlechtert. Oder wenn ich es als erwachsene Frau nicht mehr rechtzeitig auf die Toilette schaffe.

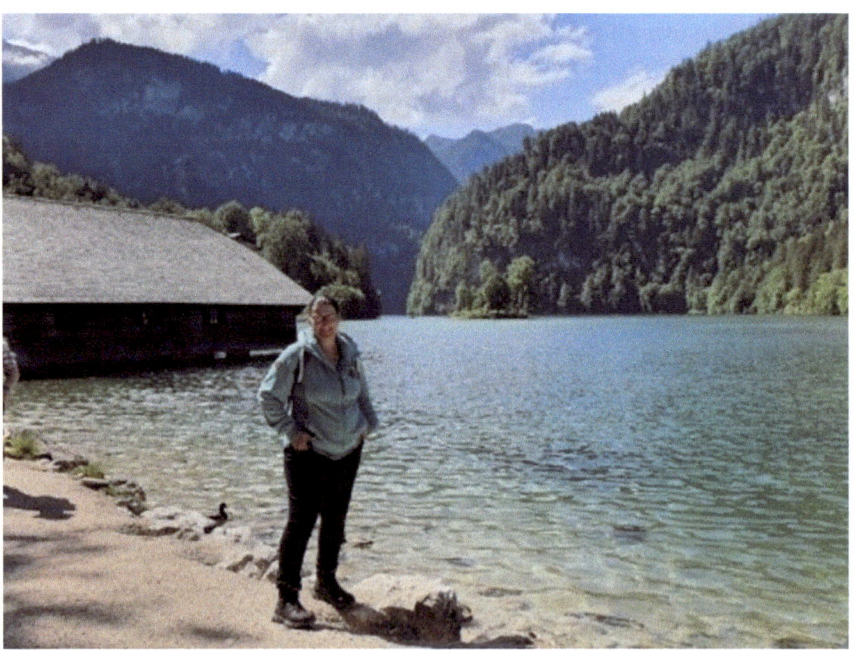

Mittlerweile kennen wir uns nun schon neun lange Jahre – wobei ich fast sicher bin, du warst auch vorher schon öfter mal zu Besuch bei mir, nur wollte oder konnte ich dich nicht sehen.

Ich habe mich im Laufe dieser Zeit weitestgehend mit dir arrangiert, habe gelernt, mit deinen Launen und deinem Gezicke umzugehen. Weil selbst ich sächsischer Dickschädel mittlerweile akzeptiert habe, dass du mir bis zum Schluss treu bleiben wirst, kämpfe ich nicht mehr gegen dich. ABER ich habe es mir zur Aufgabe gemacht, aller Welt mitzuteilen, WER und WAS du bist und hoffe, so wenigstens den Menschen, die auch deine ungebetene Bekanntschaft machen müssen, ein bisschen von dir zu verraten und ihnen so den Schrecken vor dir zu mildern bzw. zu nehmen. Ich weiß, dass mir das nicht immer gelingen wird. Wenn es auch nur ein paar „MSler" sind, denen ich helfen kann, habe ich alles richtig gemacht.

Und zum guten Schluss möchte ich dir als Zeichen dafür, dass es auch für dich keinen Sinn macht, wenn du weiterhin in mir herumtobst oder mit mir kämpfen möchtest, noch mitteilen, wie ich dich ab sofort nennen werde:

Meine **S**onne

Multiple **S**chönheit

Mein **S**eelchen

Mutig **S**ein

Die Freutage in unserem Leben
- Steffi Heinig -

… es war an einem FREUTAG … was so viel heißt wie Freitag, aber weil sich der arbeitende Mitbürger genau wie der Schüler wie verrückt aufs Wochenende freut, ist es eben der FREUTAG.

… und gewöhnlicherweise hat dieser Tag bei mir immer recht „eingefahrene Wege": wie jeden Morgen einer Arbeitswoche ins Büro fahren und auf dem Weg dahin mein Pubertier bei der Schule rauslassen. Im Büro angekommen, schnappe ich mir die große Gießkanne und spiele erst einmal Gärtnerin. Ich kenne einige Büroräume, in denen nicht eine Grünpflanze steht! Das fühlt sich für mich total falsch an – wo ich zu finden bin, gibt es auch Grünzeug! … und da das auch Kollegen wissen, die ihren Arbeitsplatz verlassen, haben sich im Laufe der Jahre ziemlich viele Grünpflanzen angesammelt in meinem Büro, weil wegschmeißen geht gar nicht und wenn sie nicht mit ihrem bisherigen Besitzer umziehen dürfen, landen sie halt bei mir und ich sorge dafür, dass sie weiter wachsen und gedeihen können.

Danach, wie jeden Morgen, Mails checken, Posteingang vom vergangenen Nachmittag durchsehen und erst einmal einen groben Plan machen, was heute – am heiligen Freutag – wann und in welcher Reihenfolge bearbeitet werden muss.

doch dann …

kam die Mail, die meinen Tag veränderte.

Eine Kollegin teilte mir mit, dass mein ehemaliger Chef kurz vor seinem 67. Geburtstag nach nur knapp zwei Jahren im Ruhestand plötzlich und völlig unerwartet verstorben war. WAM – tausend Bilder gingen mir in dem Moment durch meinen Kopf.

Er war in einer (Berufs-)welt, die ich persönlich als sehr unmenschlich empfunden hatte (ich war früher ein paar Jahre im Personalwesen beschäftigt), ein wundervoller, warmherziger und unglaublich schlauer Mensch, den ich fast immer mit einem Lächeln im Gesicht gesehen habe. Selbst wenn alles schief zu laufen schien, war es sein Lächeln und ein witziger Kommentar, der von einer Sekunde auf die andere die Sonne wieder scheinen ließ. Er hat so viel Unangenehmes abgefangen und lieber selber getragen anstatt es – wie die meisten Chefs, die ich kenne – ungefiltert nach unten weiter zu geben.

Ich hab in den letzten fünfzehn Jahren, in denen ich schon nicht mehr im Personalwesen arbeite, oft an ihn gedacht und spätestens, wenn ich mit Beamtenrecht konfrontiert werde (Erbrecht und Beamtenrecht kann ich nicht leiden…) denke ich an ihn, muss lächeln und wünschte mir, er würde neben mir stehen, mir auf die Schulter klopfen und mit seiner wundervollen Ruhe erklären, worauf ich achten muss und warum.

Nun lebte er nicht mehr … … und bei mir tat sich automatisch die Frage auf – kann es DAS gewesen sein im Leben?

Dass man sich jahrelang alles Mögliche und Unmögliche antut, antuen lässt, nur damit alles seine „Ordnung" hat? Dass man – aus dienstrechtlichen Gründen – Entscheidungen mittragen muss, die man persönlich als himmelschreiende Ungerechtigkeit bezeichnen würde? Dass man bis zum Schluss alle Warnungen, die der eigene Körper aussendet, missachtet, beiseiteschiebt und sich und seiner Umwelt großspurig verkündet: „wenn ich im Ruhestand bin, lass ich es aber krachen?!?!"

Er ist nicht der erste Mensch, der kurz nach Eintritt in den Ruhestand verstirbt. Ich hatte in der Nachbarschaft einen Mann wohnen, der hat es bis kurz vor den Eintritt in den Ruhestand geschafft und dann … NIX mehr …

1000 Fragezeichen…

Nicht zum ersten Mal tauchte zwischen den ganzen Bildern von meinem ehemaligen Chef bei mir die Frage auf, ob es nicht vielleicht besser wäre, wenn ich – damals noch ziemlich genau drei Wochen lang zarte fünfzig Jahre jung – mich so langsam aber sicher einmal intensiv damit beschäftigen sollte, ob es nicht noch andere Möglichkeiten in meinem Leben gibt, die außerhalb des täglichen Arbeitsalltages liegen.

Ich war sowieso bereits – was das Arbeitspensum angeht – gegenüber einem vollzeitberufstätigen Menschen privilegiert: ich beziehe seit 2012 eine Teilerwerbsminderungsrente und arbeite „nur noch" halbtags. Allerdings hab ich mir das mit der Rente ja nicht ausgesucht, weil ich keinen Bock mehr aufs Arbeiten hatte. Auch wenn man mir (meistens und Gott sei Dank) äußerlich nicht ansieht, dass ich mit dem blinden Passagier MS leben muss, geht dieses Monster ja nicht weg und weiß durchaus, wie es mich piesacken kann.

Ich habe aber auch festgestellt, dass ich mit meinem Halbtagsjob eigentlich wesentlich intensiver arbeiten muss als zu der Zeit, als ich noch in Vollzeit arbeiten konnte. Während jemand, der acht Stunden täglich arbeitet, eine Arbeitsunterbrechung (warum auch immer) über den Tag hinweg einigermaßen kompensieren kann, habe ich diese Möglichkeit nicht mehr. Wenn meine Technik im Büro nicht einwandfrei arbeitet und ich z.B. insgesamt eine halbe bis eine Stunde täglich darauf warten muss, dass bestimmte Dokumente ausgedruckt werden, ohne die ich nicht weiter arbeiten kann, dann ist ganz schnell ein Viertel meines Arbeitstages „verlorene Zeit" und die kann ich nie und nimmer in der restlichen Zeit kompensieren. Unter dem Strich heißt das, eigentlich habe ich zwar quantitativ weniger Sachen zu bearbeiten als meine „Vollzeitkollegen" (wobei nur halb so viel

Arbeit nicht stimmt, die Relationen sind nicht so ganz gerecht verteilt), mehr Stress habe ich aber trotzdem.

Und spätestens an diesem bewussten FREUTAG standen die 1000 Fragezeichen sehr deutlich über mir – will/kann ich das noch bis zu meinem regulären Renteneintrittsalter durchhalten? Niemand weiß, wie es mit meinem blinden Passagier weiter geht – das sind schon zwei Risikofaktoren mehr, die dafür sorgen, dass sich vor meinem geistigen Auge gerade alles andere als rosige Zukunftstendenzen auftun.

Als hätte ich es geahnt, hatte ich mir ein paar Tage zuvor einen Termin bei der Deutschen Rentenversicherung gemacht, um mich darüber informieren zu lassen, mit wie wenig Geld ich wohl auskommen müsste, wenn ich eine volle Erwerbsminderungsrente beziehen würde.

Was soll ich sagen – das Ergebnis meines Gespräches bei der Deutschen Rentenversicherung war mehr als ernüchternd. Die Rente, die dann zur Auszahlung kommen würde, empfand ich als „zum Leben zu wenig und zum Sterben zu viel" – also hinweg mit dem Plan einer eventuellen vorzeitigen Berentung.

Ich habe die Finanzierbarkeit eines vorzeitigen Ruhestandes erneut überdacht und kam dabei auch zu der Erkenntnis, dass immer nur zu arbeiten und Arzttermine wahrzunehmen doch noch lange nicht alles gewesen sein kann in (m)einem Leben. Dann stellte ich fest, dass ich diesen Job durchaus noch ein paar Jahre machen wollte. Trotzdem hatte ich immer noch das Gefühl, dass DAS nicht ausreicht, viel mehr allerdings auch nicht mehr möglich sein würde.

Also begab ich mich auf die Suche nach etwas, was mir Spaß macht, was Sinn macht UND vor allen Dingen – was mich nicht zusätzlich in Stress versetzt.

Nicht zuletzt durch meine Bloggertätigkeit bei „**trotzms**" habe ich festgestellt, dass die schreibende Zunft mir durchaus liegt.

Wer hat nicht schon einmal gedacht „boah ey, was ich schon alles erlebt habe, könnte ein ganzes Buch füllen"?

Nun, ich hab das schon ganz oft gedacht. Doch machen wir uns nichts vor: ein Buch zu lesen geht tausendmal schneller als ein Buch zu schreiben. Mir zumindest fällt da neben meinem Hang zum Perfektionismus durchaus noch so manch anderes auf die Füße und so kam ich relativ bald auf die Idee, dass es doch durchaus einen Versuch wert sein könnte, eine eigene Blogseite zu erstellen.

Gesagt, getan:

da ich schon einige wenige Erfahrungen hatte, mit welchem Anbieter (und hier gibt es, wie bei fast allem, unzählige) ich gut klarkomme, weil ich neben meiner Bloggerei auch noch die Homepage für (m)eine MS Selbsthilfegruppe (mit Hilfe) erstellt habe und betreue, war relativ schnell klar, wo ich mit möglichst wenig Aufwand recht schnell ein Ergebnis erzielen konnte, auf dem ich weiter aufbauen kann.

Und so war die Seite www.trotzdeMlebenSmutig.com geboren.

Der riesengroße Vorteil an dieser Art der Kommunikation mit dem Rest der Welt ist hier ganz einfach, dass ich das Ganze in meinem Tempo bearbeiten kann. Wer sich die Mühe macht, auf meiner Seite vorbeizuschauen, wird nicht allzu viel finden. Es ist schon vorgekommen, dass ich über ein Jahr lang nichts mehr gebloggt habe, aber das fand ich nicht so schlimm, weil ich meine Seite nicht kommerziell betreibe, sondern einfach bei Lust/Laune/Zeit etwas schreibe und wenn nicht, dann eben nicht.

Vielleicht ist es für mich ein klein wenig wie ein Tagebuch schreiben (ok, bei dem Tempo eher ein Jahrbuch) ABER es macht mir Spaß, stresst mich nicht und bietet doch gleichzeitig ein Ventil, meine Gedanken zu sammeln, zu bündeln und los zu werden. Ein klein wenig ist es wie eine Therapie – für mich.

Weitere Kontaktmöglichkeiten:

- bei Facebook unter Steffi Heinig
- oder bei Instagram unter heinids

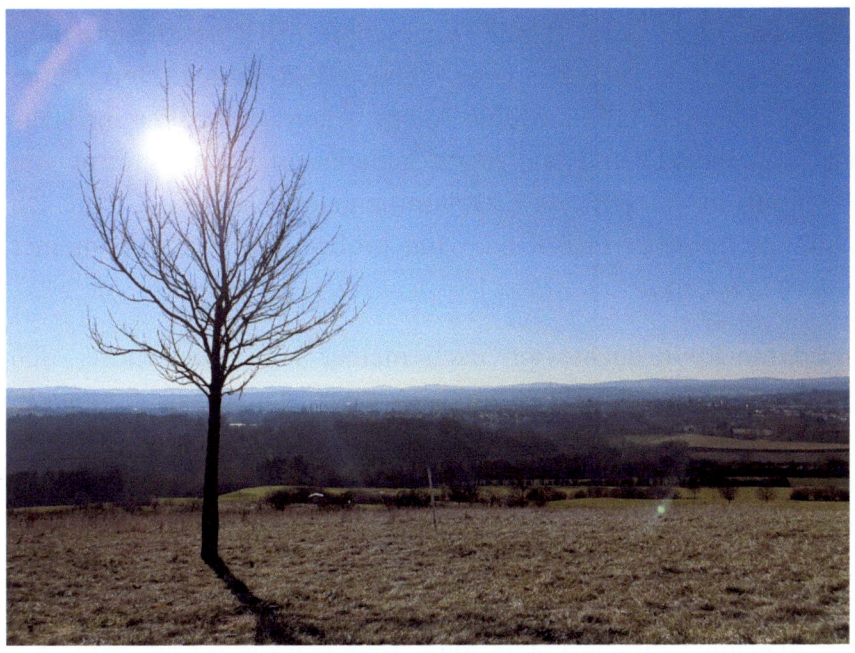

Nicht aufgeben, egal was kommt!
- Sandra Vetter -

Im Jahre 1961 wurde ich in Bayreuth geboren und gleich nach der Geburt übergab mich meine Mutter in das Kinderheim Bamberg. Meine Mutter wanderte mit meinen zwei Stiefgeschwistern nach Amerika aus. Im Alter von einem Jahr wurde ich von guten Adoptiveltern aufgenommen und verlebte meine Kinder- und Jugendjahre im Frankenwald. Wie das Schicksal so spielt im Leben, heiratete ich mit 20 Jahren im 5. Schwangerschaftsmonat. Kurz darauf kam das 2. Kind zur Welt. Da mein Mann beim Bundesgrenzschutz in Bayreuth stationiert war, zogen wir 1985 in meine Geburtsstadt zurück. Dort wurde unser 3. Sohn geboren. Meine Adoptiveltern verkauften ihr Haus im Frankenwald und wir zogen gemeinsam 5 km entfernt von Bayreuth in ein schönes Zweifamilienhaus. Dadurch konnte ich halbtags trotz der drei Kinder mit großer Unterstützung meiner Eltern arbeiten.

Im Jahre 1998 suchte ich nach meiner leiblichen Mutter. Ich bekam über das Jugendamt eine Adresse und wurde fündig. In den folgenden Jahren lagen dadurch für mich Freud und Leid dicht beieinander. Ich lernte meine zwei Stiefbrüder aus Amerika kennen und meine Stiefschwester aus Deutschland. Es fühlte sich alles so gut an. Alle besuchten mich und freuten sich, mich kennen zu lernen. Aber ich spürte nach mehreren Treffen, dass ich blauäugig durchs Leben ging. Immer mehr litt ich unter der Abneigung meiner leiblichen Mutter. Die Eifersucht meiner Schwester kam immer stärker ans Licht. Sie spielten beide ein falsches Spiel mit mir und es tat mir im Herzen oft weh. Meine Mutter hatte fünf Geschwister. Diese wussten alle nichts von meiner Existenz. Ich denke, das sollte in ihren Augen auch so bleiben. Ich kämpfte immer wieder um eine Anerkennung ihrerseits, aber alles vergebens. 2005 kam dann ein Anruf von ihr: Lebe du in deiner und ich in meiner Welt. Das war für mich der Zusammenbruch – meiner kleinen heilen Welt. In diesem Jahr verstarb dann noch mein Adoptivvater, den ich bis zum bitteren Ende noch pflegte. Ich war am Boden zerstört und verstand die Welt nicht mehr. Durch den psychischen Stress fing mein Nervensystem an zu spinnen.

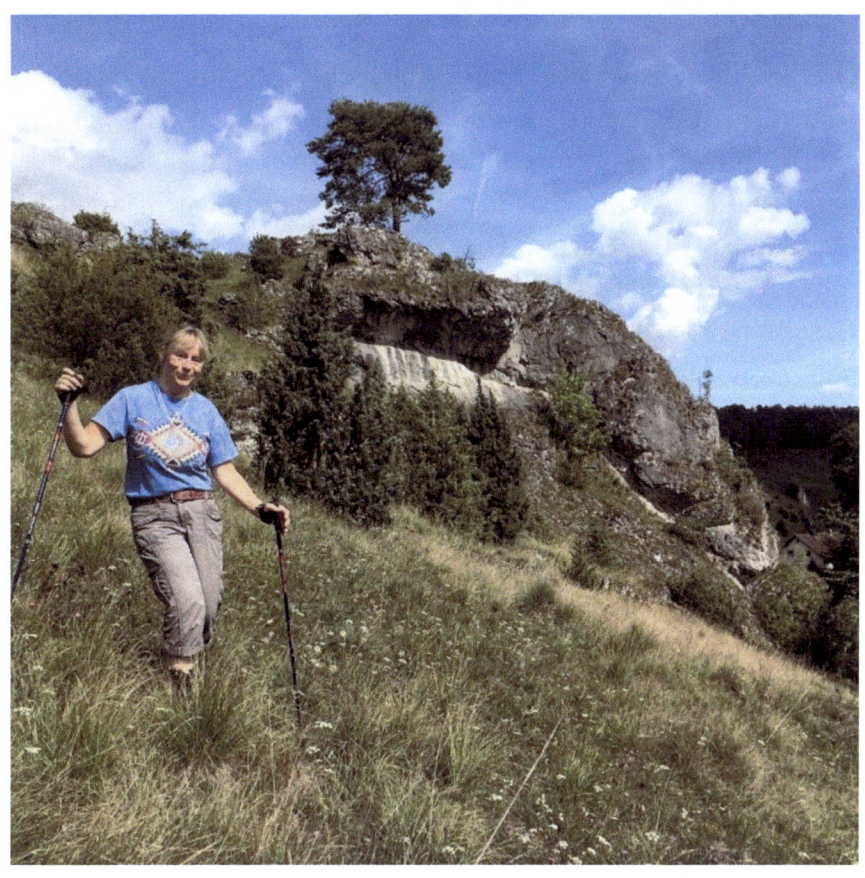

Ich denke oft an den Tag zurück, als ich mit leichten Taubheitsgefühlen in den Fingerspitzen den Weg zum Neurologen antrat. Fest war mein Glaube, das würde von meiner Halswirbelsäule kommen. Doch es war leider ein Irrtum. Vom Neurologen bekam ich die Überweisung ins Klinikum zur Nervenwasserentnahme, um den Verdacht auf MS abzuklären.

Es traf mich damals wie ein Blitz aus heiterem Himmel. Ich stand mitten im Arbeitsleben im Alter von 46 Jahren. Drei Wochen später der Befund MS. Daraufhin folgten Cortison-Stöße in kurzen Abständen – jedoch ohne Erfolg.

Die kommenden zwei Jahre machten sich im Berufsleben bemerkbar. Das Laufen wurde immer anstrengender bis zu den ersten Stürzen, da mein Fußheber nicht mehr voll funktionierte. Fatigue alle drei Stunden mit Erschöpfungszuständen, als hätte ich Bäume ausgegraben. Die Arbeit im Amt fiel mir immer schwerer. Aber mit Hilfe der DMSG (Deutsche Multiple Sklerose Gesellschaft) und dem Sozialverband VdK kämpfte ich innerhalb von zwei Jahren die Erwerbsminderungsrente durch und den Schwerbehindertenausweis mit einem Grad der Behinderung von 50.

Als Bloggerin bei trotz-ms.de mache ich mich stark für uns MSler und möchte dadurch auch andere daran teilhaben lassen.

Meine größte Herausforderung im Leben mit einer Erkrankung, die sich MS nennt, ist es, diese zu akzeptieren. Wer das schafft und achtsam damit umgeht, kann trotz Einschränkungen ein erfülltes Leben führen. So habe ich lernen müssen, mal meine eigenen Bedürfnisse wahrzunehmen und bewusst die Wünsche anderer weniger ernst zu nehmen.

Das Leben zu genießen und mit dem Partner und der ganzen Familie Konzerte, Wanderungen, Reisen und sportliche Aktivitäten zu erleben ist möglich.

Mein Mann und meine drei Söhne geben mir die Kraft zu kämpfen. Wir sind durch die MS ein gutes Team geworden. Diese positive gemeinsame Energie hilft mir, trotz meiner Schwächen stark zu bleiben.

Alles geht, aber eben nur anders.

Ich habe mir meinen Traum vom eigenen Pferd erfüllt. Ein Therapiepferd namens Sunny, das meine Schwächen toleriert. Mit ihm kann ich in guten Tagen auch mit Begleitung ins Gelände reiten. Auf dem Pferderücken bin ich groß, stark und lebensfroh. Aber wenn Sunny chillen will, dann lass ich das auch zu.

Ob Beckenschiefstellung, schwache Beinhilfen, starke Störungen an den Händen bei der Zügelführung oder Aufstiegshilfe – all das hat meine Sunny erst lernen müssen von mir. Die Energie, die mir das Pferd gibt, alleine wenn ich nur bei ihr bin, das gibt mir immer wieder den Mut weiter zu machen. Ich werde gebraucht – egal wie es mir gerade geht. Auch wenn nur mal Knuddeln angesagt ist.

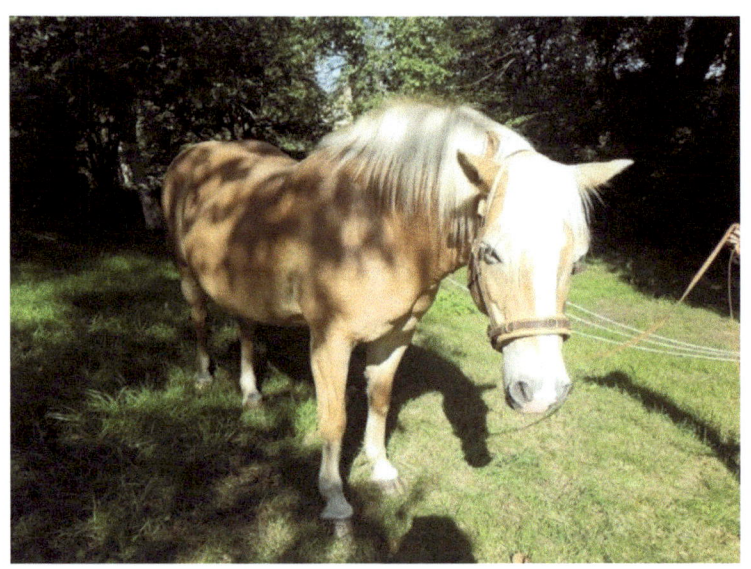

Mein größter Stolz ist es, für Sunny da sein zu können.

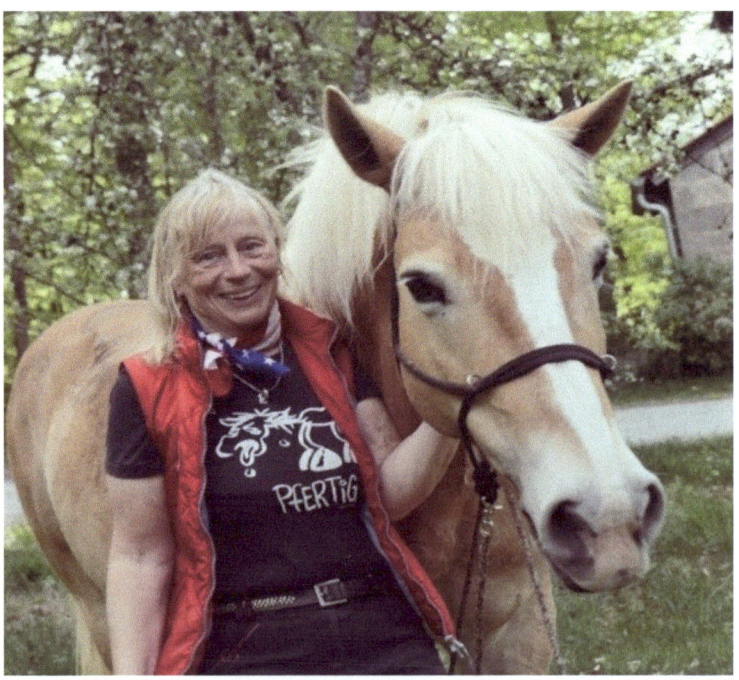

Brief an meine MS
- Sandra Vetter -

Mir fehlte immer wieder der Mut mit dir zu kommunizieren. 15 Jahre sind schon geschafft. Heute ist der Tag, an dem ich stark sein und dir alles sagen will, was ich schon die ganzen Jahre verschwiegen habe.

In den ersten 45 Jahren meines Lebens hatte ich schon viel erlebt. Meine Kindheit verlief mit sehr viel Liebe von meinen Adoptiveltern, obwohl mich die Sehnsucht nach meiner leiblichen Mutter nie wirklich zur Ruhe kommen ließ. Mein Berufsleben brachte mir sehr viel Freude und meine große Liebe, die ich im Alter von 20 Jahren geheiratet hatte, machte mein Leben noch glücklicher. Dann kamen auch die 3 Kinder, die wir uns sehnlichst wünschten und die kleine Familie mit den Großeltern war perfekt.

Aber jetzt kommst du in mein Leben. Mit 45 Jahren schleichst du dich an wie ein übler Taugenichts. Breitest dich in meinem Körper immer mehr aus, ohne zu fragen, ob du überhaupt erwünscht bist. Knabberst genüsslich an meinen Nervenbahnen herum und hast es ziemlich flott geschafft, meine Feinmotorik zu erobern und mir Sensibilitätsstörungen zu bescheren. Zuerst dachte ich mir, das schaff ich von alleine, dich üblen Untermieter rauszukicken, um mein altes geliebtes Leben wieder zu haben. Doch weit gefehlt. Du zwangst mich in die Hände der Therapeuten und Psychologen. So war das nicht ausgemacht, du kleine stinkige Mistsocke (MS).

Aber wie du weißt, war der Kampf mit uns beiden noch lange nicht vorbei. Ich merkte immer mehr, wie verbissen du dabei warst, auch meine Nerven und Muskeln in den Beinen zu schädigen. Karussell fahren ohne Rücksicht auf meine Schwindelattacken, das war dein Trumpf im Ärmel. Ich stürzte wegen dir und musste immer wieder Pausen einlegen, um gegen dich stark zu bleiben. Dann kam der Tag, an dem mir bewusst wurde, dass ich etwas ändern muss. Mein Adoptivvater verstarb an Krebs. Glaube mir, das war ein hartes, schweres Jahr für mich. Ich dachte mir, soviel kann das Leben nicht von dir wollen. Da muss es etwas geben, was stärker ist als du, mein kleiner unerwünschter Gast.

Es kam mir zum Glück die Idee, mich einer Selbsthilfegruppe anzuschließen. Gemeinsam weinten und lachten wir über dich. Ja es kam sogar soweit, dass ich dir dankte für dein Dasein. Denn die neuen Freunde, die ich durch dich kennenlernen durfte, die sind ein Geschenk Gottes. Somit fing ich an, mein Leben mit dir zu gestalten. Klettern und Reiten für Behinderte war genau das, was uns beiden gut tat. Mit meinen neuen Mitmenschen auch noch Nordic Walking und Tai-Chi auszuprobieren, das war genial. Um dir zu beweisen, dass ich mit dir zusammen mein Leben verbringen kann, habe ich mir ein Pferd gekauft, das Sunny heißt. Durch diese sonnige Stute hast du, denke ich, endlich kapiert, dass ich mein LEBEN lebenswert weiterleben möchte. Wenn ich einen schlechten Tag habe, dann spüre ich rein in meinen Körper, kuschel mit meinem Pferdl und merke in diesem Moment, dass du es dir auch mal gemütlich machen und loslassen kannst.

Das ist das Wichtigste, was ich dir unbedingt mal schreiben wollte. Unser Lebensweg geht weiter auch mit dir. Wenn du auch ein bisschen Rücksicht auf mich nimmst, dann könnten wir beide noch Freunde werden. Mein altes Leben ohne dich ist vergangen. Jetzt heißt es, das neue Leben mit dir anzunehmen, die neuen Freundschaften zu pflegen und gemeinsam noch viele glückliche Jahre zu erleben. Du hast mich auch irgendwie stark gemacht, um alles zu erreichen. Mein Motto heißt NIE AUFGEBEN!!!

Ich hoffe, dass diese positiven Schwingungen auch dich in meinem Körper erreichen und wünsche mir von dir, dass du ein ruhiger, unauffälliger Untermieter bleibst.

Dein Vermieter Sandra

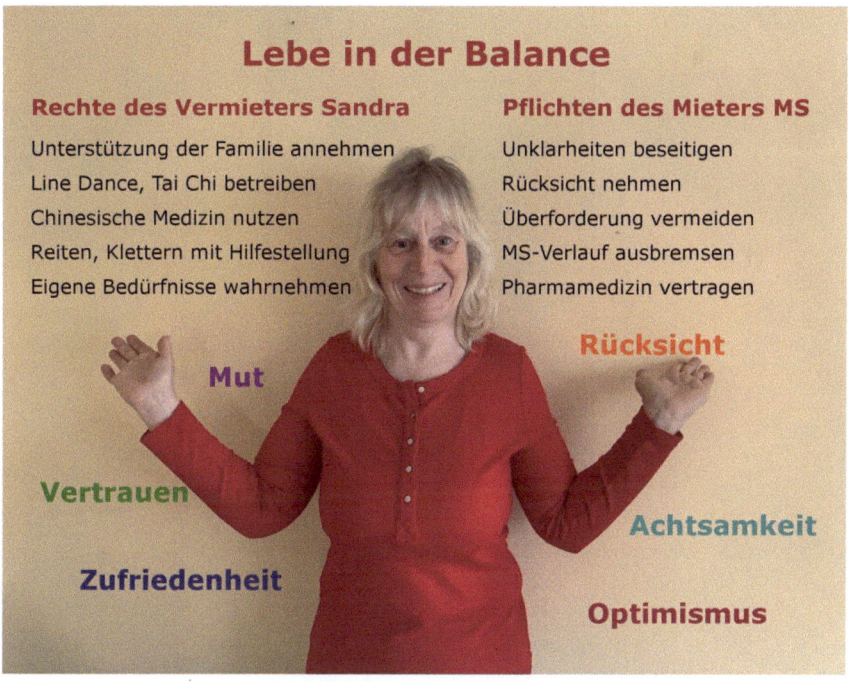

„Möge Gott mir jeden Tag die Kraft schenken,
im nötigen Gleichgewicht mit mir selbst
und mit dir, meiner MS als Untermieter, zu verweilen!"

Ein Rucksack voller positiver Energie
- Sandra Vetter -

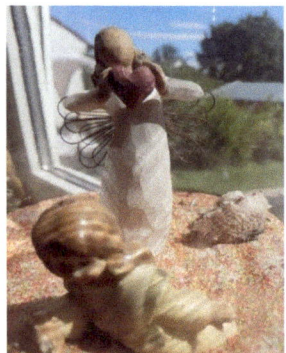 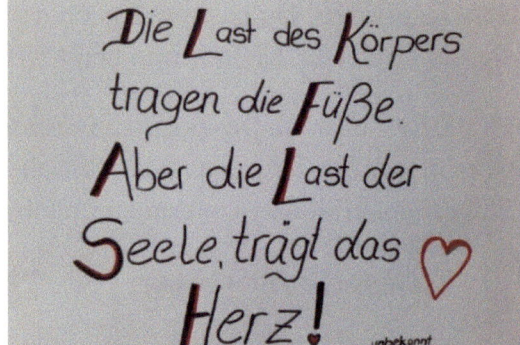

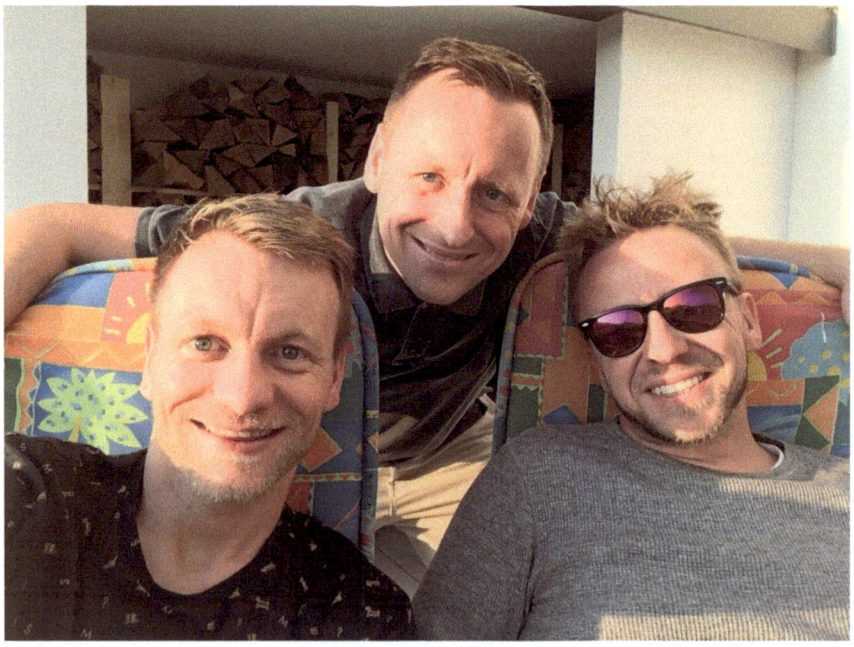

Meine drei Söhne, auf die ich sehr stolz bin!

An erster Stelle stehen meine Adoptiveltern, die mir in meinen jungen Jahren beigebracht haben, niemals den Glauben an Gott zu verlieren. Egal was kommt. Nimm es an, auch wenn es manchmal schwerfällt (Krankheit, Tod geliebter Menschen...). Auch Freude im Leben gehört hinein in den Lebensrucksack. Dankbar sein für jeden schönen Moment im Leben. Das hilft mir, auch über die schweren Steine, die am Wege liegen, gut hinwegzukommen.

Wir, mein Mann und ich, haben drei gesunden Jungs das Leben geschenkt, wofür ich nur dankbar sein kann.

Timo bekam ich mit 20 Jahren. Er hat unser Leben bis heute positiv beeinflusst. Er ist immer da, wenn ich Fragen habe und auch mit 39 Jahren hält er unsere kleine Familie zusammen. Wir telefonieren täglich, da er durch sein Studium in die Großstadt zog und auch dort einen guten Job finden konnte.

Marco kam 15 Monate später auf die Welt und die Großeltern waren sehr stolz auf ihre Enkel. Sie nahmen mir einige Arbeiten ab, z.b. Mittagessen für die Jungs nach dem Kindergarten zubereiten, Bücher vorlesen. Somit konnte ich bald wieder zur Arbeit gehen und mein Rucksack wurde dadurch erheblich leichter. Jetzt hat Marco mit 38 Jahren eine eigene kleine Familie mit zwei liebenswerten Kindern und einer tollen Frau. Familie wird bei ihnen genauso großgeschrieben wie in unserer Zeit, als unsere Kinder so klein waren.

Unser erstes Enkelkind heißt Louisa und ist 6 Jahre alt. Wenn wir spazieren gehen, nimmt sie mich fürsorglich bei der Hand. Sie spürt, dass mir beim Laufen manchmal die Kraft fehlt. Da geht mir immer das Herz auf, wenn sie so gut damit schon umgehen kann. Bastian, unser zweites Enkelkind, ist jetzt drei Jahre alt. Er lernt viel von seiner großen Schwester. Wenn wir einen Videoanruf starten, dann plappert er Louisa alles nach. Auch Geburtstagsständchen singen beide schon gemeinsam. Bastian nennt mich immer Oma Sunny, weil meine Haflingerstute so heißt. Beim Spazierritt spüre ich innerlich so viel Positives, da die Kinder mich immer sehr dabei unterstützen, mit Sunny stark zu bleiben. Sie sind beide voller Lebensfreude und Energie. Das gemeinsame Treffen mit ihnen lässt meine Schwächen im Hintergrund verweilen. Wenn ich nach Hause fahre mit meinem Mann, habe ich immer das Gefühl, als hätte ich an einer Tankstelle neue Lebensenergie aufgeladen. Auch wenn der Körper eine eigene Sprache spricht. Aber die positiven Erlebnisse bleiben stark. Somit trägt sich das Päckchen MS viel leichter.

Mit 26 Jahren bekamen wir noch unser 3. Kind. Daniel ist ein liebenswerter Junge und wurde von seinen großen Brüdern ganz lieb empfangen. Während der Hausaufgaben lag der kleine Erdenbürger in seiner Schlafschaukel und genoss die Nähe von Timo und Marco sehr. Jetzt mit 33 Jahren lebt er mit seiner Freundin bei uns im Haus in seiner eigenen Wohnung. Hilfsbereit zeigt er sich beim Helfen der Gartenarbeit, beim Einkaufen usw.

Das Leben ist lebenswert, wenn man darauf achtet, wie man damit umgeht: Positive Erlebnisse und Erfahrungen in den Rucksack gut verstauen und im Gegenzug negative Einflüsse in kleinen Schritten langsam herauswerfen, um noch mehr Platz für Positives zu schaffen. Dann schaffen wir auch diese Hürde der MS zu meistern, und wenn wir mal stolpern, dann stehen wir immer wieder auf, um unseren Weg zu gehen bis ans Ende dieser Welt.

Meine Therapeuten auf 4 Hufen bzw. 4 Pfoten
- Sandra Vetter -

Im Jahre 2007 wurde mir die Diagnose MS von den Ärzten im Klinikum erteilt. Man kann es nicht in Worte fassen, was das für ein Eingriff in mein Leben war. Die Aufenthalte in der Klinik mit Cortison-Behandlung schlugen von vornherein kein bisschen an. Spritzen und Tabletten brachten ebenfalls keine Erleichterung oder Verbesserung meiner körperlichen und psychischen Störungen. Daraufhin folgten viele Reha-Aufenthalte, um die Krankheit auszubremsen.

So gingen die Jahre vorbei und eine erneute Reha stand an. Diese suchte ich mir nach dem Rat meines Neurologen selbst aus und ich fuhr in eine traditionelle chinesische Klinik, in der eine spezielle hochdosierte Arzneimitteltherapie (individueller Dekokt, d.h. Kräuterauskochung nach TCM-Diagnose der chinesischen Ärzte) und gute psychologische Behandlung angeboten wurden.

Es war für mich eine ganz neue Erfahrung, die ich dort in einer sechswöchigen Kur erleben durfte. In der ersten Woche wurden die Dekokte täglich mit einem deutschen und einem chinesischen Arzt bei der Visite durchgesprochen und es wurde untersucht, ob diese ansprechen. Anfangs hatte ich ziemliche Blähungen und Winde. Deshalb wurde das Rezept täglich abgeändert, bis alle Nebenwirkungen beseitigt waren. Ich fühlte mich durch diesen engen Arzt-Patienten-Austausch sehr gut aufgehoben. Viel Wert legte diese Klinik auf die Ernährungsumstellung unter Einbeziehung einer Ernährungsberaterin. Dadurch erfuhr ich, dass man auch mit noch weniger Fleisch eine gute ausgewogene

Kost genießen kann. Rezepte wurden täglich an alle Patienten verteilt. Gegen meine starken psychischen Probleme, teils wegen der MS, teils wegen der Suche nach meinen Wurzeln, fand ich in der Klinik einen sehr guten Psychologen. Es befand sich dort einfach ein guter Rahmen für meine Anliegen, meine Krankheit und meinen privaten Stress. Um zu sich selbst zu finden und zu entspannen, wurde jeden Tag zweimal Tai-Chi in der Gruppe angeboten und zweimal wöchentlich Entspannung nach Jakobson. Auch die Ganzkörper-Akupunktur wirkte sich sehr entspannend aus. Diese verlängerte Reha hat mir viel Gutes beschert und ich habe neue Impulse für mein Leben mit der MS mitnehmen können. Der Höhepunkt war dann noch der kleine Reiterhof neben der Klinik, der Therapie mit Pferden anbot. Das konnte ich glücklicherweise in dieser Zeit der Reha einmal ausprobieren.

Durch die langsame Bewegung der Pferdegangart Schritt fühlte es sich so an, als würde ich von dem Vierbeiner sanft getragen wie früher bei Mama, als ich noch ein Kleinkind war. Die feinen Bewegungen lösten bei mir innerlich Emotionen und Blockaden. Ab und zu rannen mir sogar die Tränen herab vor Freude. Da kam mir in den Kopf: Ein Pferd ist ein guter Therapeut. Leider wurden zu späterer Zeit keine MS-Patienten mehr in dieser Klinik aufgenommen. Den Grund habe ich nicht erfahren. Wenn die Schulmedizin sich mit der chinesischen Medizin zusammen tun würde, wäre das eine ideale Voraussetzung für unsere Krankheit MS. Aber wie das Leben so spielt, fand ich in meiner Stadt zu Hause eine Ärztin, die in dieser Klinik beschäftigt war. Somit konnte ich den Anwendungen aus der chinesischen Medizin treu bleiben. Viele private Gesellschaften bieten diese Art von

Behandlungen an, man muss nur selber tätig werden. Wie heißt der berühmte Spruch?

„Hilf dir selbst, dann hilft dir Gott!"

Das Ende dieser Reha ließ mich spüren, dass ich auf dem richtigen Weg war. Die chinesische Medizin nahm mir meine Schmerzen und eine Therapie auf dem Pferd fand ich sogar in der Nähe meines Wohnortes. Leider übernimmt die Krankenkasse diese Reittherapien noch nicht, aber das war mir egal. Ich spürte, dass es sich gut anfühlt und das war mir wichtiger als alles andere auf der Welt.

Nach vielen erfolgreichen Jahren mit dem Therapiepferd wollte ich noch mehr für mich erreichen. Mein Selbstvertrauen stieg so stark an, dass ich mir ein eigenes Pferd, eine Haflingerstute im Alter von 6 Jahren, aussuchte. Sie gewöhnte sich sehr schnell am Reiterhof ein und wurde in kurzer Zeit als Therapiepferd zugeritten. Somit hatte ich meinen größten Traum wahrgemacht. Ein eigenes Pferd und darauf noch therapeutisches Reiten.

Ab diesem Tag war ich im Umgang mit meinem Pferd Sunny ständig in Bewegung, sei es beim Putzen, Reiten oder einfach nur beim Spazierengehen. Meine Muskeln und auch meine Fatique haben von dieser regelmäßigen Bewegung immer mehr profitiert. Auch wenn ich nur mal in der Pferdegangart Schritt spazieren reite mit Sunny, das Herumschaukeln sendet trotzdem Schwingungen aus, die auf den Reiter übergehen. Meine Wirbelsäule richtete sich immer mehr durch den geraden Sitz auf und das Gleichgewicht beim Gehen wurde sichtbar verbessert. Nach dem Absteigen fühlte sich mein Gang viel sicherer an.

Somit lernte ich durch chinesische Medizin und Reittherapie auch mit meiner MS besser klar zu kommen.

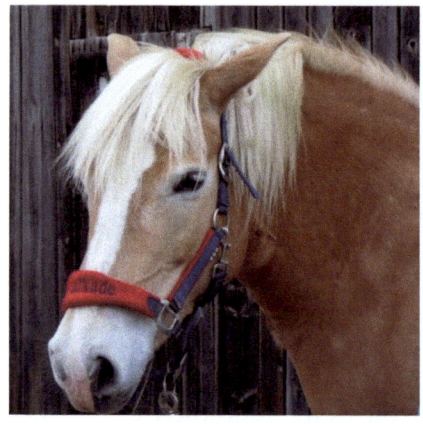 Neben den physischen Auswirkungen kommt ja noch der Psyche eine große Bedeutung zu. Manche Tage gehe ich einfach zu Sunny auf die Weide, setze mich vor sie hin und schaue ihr genüsslich beim Grasen zu. Dann kann ich ihr meine ganzen Schwächen und Sorgen anvertrauen, wie meinem Psychologen. Reden hilft mir viel, mehr als gut gemeinte Ratschläge. Da wird meine Seele frei und ich kann wieder besser durchatmen. Sunny versteht zwar nicht was ich ihr sage, aber sie hört immer mit einem Ohr zu mir gerichtet zu und gibt mir das Gefühl, verstanden zu werden. Die Gelassenheit und Wärme, die sie immer ausstrahlt, macht mich und mein Vertrauen zu ihr sehr stark. Geht mal in einen Pferdestall und ihr werdet spüren, dass Hektik und Lärm wie weggeblasen sind. Die Vierbeiner kommen freudig angetrabt und begrüßen dich mit einem sanften Schnauben.

Für mich ist Reiten der perfekte Ausgleich zum Alltag – egal ob bei der Hippotherapie, Behindertenreitsport oder auf dem eigenen Pferd. Hauptsache ist es, Freude am Umgang mit einem Pferd zu empfinden.

In Zeiten, in denen ich im Krankenhaus verweile, Urlaub oder Reha mache, da spüre ich oft, wie Sunny mir fehlt.

Behindertenreitsport oder einfach nur gemütliches Chillen auf der Koppel vermisse ich dann sehr. Da ich schon seit vielen Jahren Erwerbsminderungsrente beziehe, bin ich froh, meine Aufgaben bei Sunny wahrnehmen zu können und von eigenen Problemen den Kopf frei zu bekommen durch einen gemütlichen Ausritt mit Freunden.

Aber es gibt auch viele Tage, an denen ich nur zu Hause sitze und Trübsal blase. Hätte sich da mal mein Sohn Daniel nicht durchgesetzt, wären diese Tage ohne eine Aufgabe für mich trostlos geworden. Er wollte unbedingt einen Welpen mit seiner Freundin kaufen, aber ich war dagegen. Noch dazu wollte ich keinen neuen jungen Hund mehr im Haus haben. Unser eigener Jack Russel Terrier wurde siebzehn Jahre alt und musste eingeschläfert werden. Das brach mir das Herz und lange schwelgte ich nur noch in Erinnerungen an diese wunderbaren Jahre mit ihm.

Nun war ja Sunny, mein treues Pferd, da und das sollte doch genügen. Aber mein Sohn sagte, sie hätten einen wunderbaren Welpen gesehen und sie würden sich auch wirklich selbst um alles kümmern. Und sie wären uns für ein Ja sehr dankbar. Es folgten Gespräche mit den Kindern wegen der Zweifel, die im Raum standen. Wir hatten ja die Erfahrungen aus vielen Hundejahren von unserer Bella. Aber zum Schluss konnten wir doch nicht wiederstehen, als die Kinder uns den kleinen Welpen zeigten. Es war ein süßer Englischer Cockerspaniel, der den Namen Samy bekam. Er brachte wieder Leben in unser Haus.

Nun ist Samy uns so ans Herz gewachsen. Er wohnt oben im ersten Stock bei unserem Sohn Daniel und seiner Freundin Julia.

Aber er ist genauso gern im Erdgeschoss und im Garten bei mir und meinem Mann Bernd. Denn – wie wir Hunde-Großeltern so sind – verwöhnen wir ihn nach Strich und Faden – und das weiß er!

Es fängt schon früh am Bettrand an. Er kommt runter und legt seine Pfote ganz sanft auf meine Zudecke. Dann mache ich die Augen auf und freue mich, ihn zu knuddeln. Das tut meiner Seele und meinen steifen Fingern am Morgen echt gut. Im Kontakt mit ihm sinkt mein Blutdruck, das Immunsystem wird gestärkt und Stress reduziert, wenn ich immer schnell mal überfordert bin beim Anziehen.

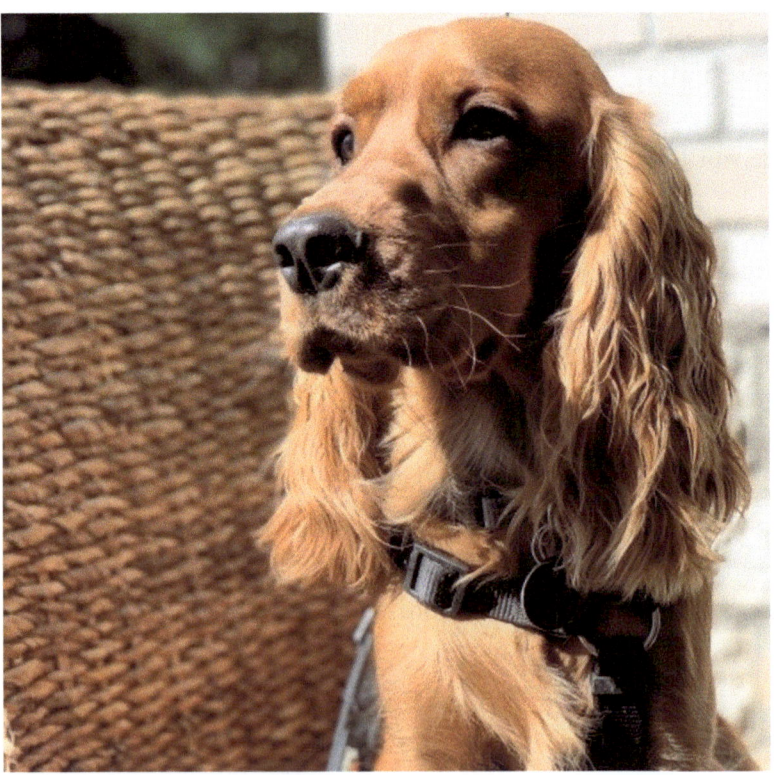

Er fordert mich immer wieder mal auf, mit seiner blauen Frisbee in den Garten zu gehen und ein bisschen mit ihm zu spielen. Brav bringt er sie nach dem Wurf zurück und zeigt seinen dankbaren Hundeblick, dem keiner widerstehen kann. Bei jedem Wetter mal kurz mit ihm rauszugehen, tut mir sehr gut. Zum Gassi gehen mit Samy nimmt mich Daniel und Julia ab und zu mit zum Walken. Die Natur kann unsere Seele heilen. So spüre ich immer mehr, wie schön es ist, so einen kleinen Begleiter zu haben. Das gute Gefühl nutze ich an den Tagen, an denen ich nicht bei Sunny bin. Die Begeisterung über den vierbeinigen Kumpanen Samy und die Gewissheit, dass der Spaziergang mich entspannt und ich mich anschließend viel wohler fühle, diese Erkenntnis kann mir keiner nehmen. Somit bin ich meinem Sohn Daniel und seiner Freundin sehr dankbar, dieses kleine Wesen, den kleinen Therapeuten auf vier Pfoten Namens Samy, in unserem Hause zu haben.

Mit Samy ist es genauso wie mit meinem Pferd Sunny. Sie ist ebenfalls ein guter Therapeut auf vier Hufen für mich geworden und es wäre schön, wenn noch mehr MS-Patienten auf den Geschmack kommen würden. Probiert es einfach einmal aus. Eine Reittherapie gibt es auch in eurer Nähe. Bei meiner Hippotherapie ist auch ein Rollstuhlfahrer dabei. Es gibt spezielle elektrische Aufstiegshilfen für ihn. Bei ihm hat sich die Spastik durch die Bewegung auf dem Pferd gelöst und wir genießen immer das kleine Kaffeekränzchen unter Gleichgesinnten nach der Therapie. Aber auch kleine Hunde können uns viel Kraft und Mut geben, unsere Handicaps anzunehmen und uns immer wieder durch einen kleinen Stups aufmerksam machen, weiter zu kämpfen. Das Leben ist/wir sind uns das wert.

Sport und MS
- Kai Höbler -

Ich wurde 1970 im schönen Oberbergischen Kreis geboren und durfte dort als einziges Kind meiner Eltern wohlbehütet aufwachsen.

Sportlich war ich schon immer. Mama hat sich da schon gekümmert und wir sind zum Turnen gegangen, seitdem ich circa sechs Jahre alt war.

Irgendwann bin ich aber dann zum Fußball gegangen, aber das war nicht so meine Erfüllung und lag mir auch nicht wirklich.

Durch einen Freund und glückliche Fügung bin ich dann mit zwölf Jahren beim Handball beim Turnverein Bergneustadt, meiner Heimatstadt, gelandet. Ich fühlte mich dort pudelwohl und fand auch Freunde und ein Team. Richtig austoben konnte ich mich und Erfolge erzielen, auch wenn das viele Laufen nicht unbedingt mein Ding war.

Nach der aufregenden Jugendzeit mit vielen schönen Momenten und auch Erfolgen wurde es mir im Seniorenbereich ermöglicht, kurzzeitig in der Oberliga zu spielen, damals die vierthöchste Spielklasse.

Ich konnte mich leider nicht durchsetzen in der Mannschaft und habe dann nach zwei Vereinswechseln mein Glück beim CVJM (Christlicher Verein Junger Menschen) Oberwiehl gefunden. Und darf mich sogar Deutscher Eichenkreuzmeister 1996 nennen.

Was für ein Jahr – geheiratet, direkt an dem Wochenende danach die Deutsche Meisterschaft gewonnen und mein erster Sohn wurde geboren.

Diesem Sport habe ich viel zu verdanken, viele schöne Geschichten und Erinnerungen und Erlebnisse sind geblieben. Auch nach Schicksalsschlägen – 1993 ist mein Vater jung gestorben, 1999 mein Opa – bin ich dem Sport treu und verbunden geblieben.

Irgendwann Ende der 90er wurde es mir mit Familie, zu der auch unser Kind gehörte, und der Pendelei zu meinem Job in Pulheim von Gummersbach aus dann doch zu viel. So habe ich zum ersten Mal die Handballschuhe an den berühmten Nagel gehängt, was sich dann auch an der Zunahme meines Körpergewichts zeigte.

Aber so ganz abschwören konnte ich doch nicht und deshalb bin ich dann doch irgendwann wieder eingestiegen. Bis 2008 habe ich noch aktiv in einer Altherren-Mannschaft gespielt, bis mein Arbeitgeber meinte, das wäre nicht so toll nach einem vorangegangenen Bandscheibenvorfall.

Also wieder mal Pause vom aktiven Handball und ich wurde nur noch Zuschauer vor dem Fernseher oder in der Halle. Bewegt habe ich mich aber trotzdem irgendwie immer bis heute mit Laufen, Nordic Walking oder Biken (BioBike).

2010 habe ich dann meine jetzige Frau geheiratet. Sie kennt zwar meine Handballvergangenheit, aber hat mich leider nie wirklich so als richtig aktiven Handballer kennengelernt. Dazu später mehr.

Ein halbes Jahr nach der Heirat und einigen Symptomen in dem Jahr, die ich auf den Stress auf der Arbeit und den positiven Stress wegen der Hochzeitsvorbereitungen geschoben habe, ging im Frühjahr 2011 bei mir gar nichts mehr.

Der Stress auf der Arbeit wurde immer schlimmer durch die vorangegangene Finanzkrise. Dem Körper ging es auch nicht gut und die Psyche hatte so richtig abgebaut.

Ich bin dann ins Krankenhaus gegangen, um mal abzuklären, warum bei mir ab Gürtellinie abwärts alles taub ist. Die Kraft dort war zum Glück geblieben, Nordic Walking ging ja noch.

Mein erster Verdacht war, dass ich wieder einmal einen Bandscheibenvorfall habe. Aber da war nichts. So wurde ich neurologisch auf den Kopf gestellt und dann mit der Diagnose, die mir allerdings nicht neu war (ich hatte mir so etwas nach den ganzen Untersuchungen schon gedacht), konfrontiert und alleine gelassen.

In der ersten Reha wurde ich dann wieder sportlich aufgebaut. Krafttraining war ja nicht mein Ding, weil man gegen Maschinen zu kämpfen hat. Auch andere Sachen, die man so machen muss, gab es da.

Sportlich war ich zu diesem Zeitpunkt weniger. Ab und zu mal die Stöcke im Wald schwingen oder zum Rehasport ins Fitnessstudio gehen, an mehr war nicht zu denken. Ich musste ja die Diagnose, die Ehe, meine Kinder und die Arbeit unter einen Hut bekommen und alles war sehr anstrengend für mich.

Allerdings war ich nicht wirklich unfit. 2012 im Urlaub im schönen Berchtesgadener Land habe ich diverse Berge und Berggipfel erklommen trotz Übergewicht und MS.

2014 kam dann nach einer Basistherapieumstellung und einem weiteren Schub der nächste Rückschlag. Mein Arbeitgeber meinte, ich wäre nicht mehr tragbar und setzte mich vor die Tür. Ich fühlte mich nutzlos und suchte nach dem Sinn des Lebens.

Mein Wunsch zu dieser Zeit war eine Fellnase, ein Hund. So zog kurz nach der Kündigung im Oktober 2014 Samson, ein Berner Sennen-Rüde, bei uns ein. Meine Frau war der Meinung, dass ich durch ihn in Bewegung bleibe.

Ein Welpe bewegt einen am Anfang mehr als man denkt, schließlich war ich ja zu Hause und meine Frau war täglich arbeiten. Leider war ich aber zu der Zeit auch nicht ganz so fit auf den Beinen aufgrund meines letzten Schubes. Dieser hat mich ein wenig an den Augen geärgert und ich bin kurzzeitig sogar, um sicherer zu sein, am Stock gelaufen.

Bewegung zu der Zeit dann also wieder Nordic Walking. An zwei Stöcken fühlte ich mich sicher. Und kurze Spaziergänge mit dem noch zu erziehenden Berner Sennenhund.

So ging die Zeit ins Land. Ich hatte immer noch an meiner Kündigung zu knabbern und wusste nicht viel mit mir anzufangen, da mir die Struktur und Aufgaben fehlten.

Es ging so weit, dass ich kurz davor war, freiwillig aus dem Leben zu treten. Aber der letzte Kick fehlte, wo ich heute sage – gut so!

2015 war der sportliche Höhepunkt ein weiterer Urlaub im schönen Berchtesgadener Land. Dort bin ich mit meiner Frau an einem Tag ca. 21 km gewandert und habe mich dabei unter anderem in das Watzmannhaus auf 1903 Meter Höhe verliebt. Was ein Erfolg für mich, was für eine Niederlage für die MS!

Nach einer schiefgelaufenen Reha 2015 in Bad Salzuflen landete ich 2017 zur Ersatz-Reha in Bad Zwesten. Dort packte mich dann auch der Sport wieder und der Wille abzuspecken. Ebenso wurde mir dort geraten, mich irgendwo aktiv zu betätigen mit einer Sportart, die ich gut kann. Ich wusste nicht so recht, was und wo, bekam aber die fixe Idee, Handballtrainer wäre doch was...

Ich fing an aktiv zu laufen, was ich ja zu aktiven Handballzeiten gehasst habe. Ich habe mir auch ein Fahrrad angeschafft, um die Wälder unsicher zu machen, gerne auch mit mehreren Leuten. Zu Hause habe ich ein altes Fahrrad zum Ergometer umgebaut, quasi auf die Rolle gesetzt, um dann stundenlang monoton zu treten, zu schwitzen und die Lieblingsserien zu schauen.

Nebenbei habe ich dann auch noch das Bogenschießen angefangen. Ein super Sport für jede Form der MS, fast bei jeder Einschränkung möglich und sehr spaßig! Man muss sich fokussieren, weil man sonst Pfeile suchen geht. Und das macht definit keinen Spaß.

Die MS war ruhig. Ich bekam mehr Kondition, der Psyche ging es immer besser und auch die Waage zeigte immer weniger an.

2018 war mein Höhepunkt dann die Teilnahme an einem Projekt der Firma Bridgestone. Es wurden Leute gesucht, die einen besonderen Lebenslauf haben. Diese sollten dann durch professionelle Anleitung und Training dazu gebracht werden, im Oktober des Jahres in Berlin am Bridgestone Great10K mitzulaufen. Unser Mentor war kein anderer als Fabian Hambüchen.

Also habe ich fleißig trainiert und mir auch ein Ziel gesetzt. 10 km unter 60 Minuten, was ich letztendlich mit 59 Minuten und 30 Sekunden auch geschafft habe, trotz eines Krampfes am Anfang des Laufes.

Während der Trainingszeit zum Lauf in Berlin wurde ich durch ein zufälliges Gespräch mit dem Freund einer Freundin meiner Frau im Sommer 2018 Trainer einer Damenhandballmannschaft in der näheren Umgebung zu meinem jetzigen Wohnort im Sauerland.

Das war es, was mir in der Reha geraten wurde und ich kniete mich rein. Leider ohne Erfolg. Frauen zu trainieren war für mich ungewohnt und ich war sehr naiv.

Nachdem dieses Experiment gescheitert war, dachte ich schon, dass es das war mit dem Trainerleben und mir. Ich machte in dem Verein erst einmal nur weiter als Co-Trainer in der Jugend.

Und wieder waren das Glück und der Zufall meine Begleiter und ich durfte Anfang 2019 in die Nähe meiner Heimatstadt als Trainer zu einer weiblichen B-Jugend wechseln.

Leider konnte ich nicht sofort anfangen, da ich aufgrund eines schweren Radunfalls im Februar 2019 ein wenig gehandicapt war. Meine Schulter war nur noch in Teilen, die zusammengeflickt wurden, vorhanden.

Tja, was soll ich sagen, auch da bin ich gescheitert, warum auch immer. Der Verein war trotzdem glücklich mit mir. Ich wurde als Trainer für die weibliche D und C-Jugend verpflichtet und hatte nun eine Mannschaft gefunden, mit der ich glücklich und zufrieden war.

Um das handballerische Wissen ein wenig zu erneuern, habe ich dann 2019 in den Sommerferien meine C-Lizenz gemacht. Es war mein Einstieg zum Handballtrainer mit Lizenz. Im Oktober 2019 habe ich direkt die B-Lizenz hinterher gemacht und darf mich nun B-Lizenz-Trainer nennen.

Die Möglichkeiten, mit dieser Lizenz höherklassige Mannschaften zu trainieren, werde ich allerdings nie ausnutzen, aber dies will ich auch gar nicht. Es ging mir nur um das Wissen und ob ich noch in der Lage bin zu lernen und das auch umzusetzen.

Durch den Abgang unseres sportlichen Leiters des Vereins wurde mir angeboten, für den Verein Schulen und Kindergärten zu besuchen, um dort den Jungs und Mädels diesen schönen Sport näherzubringen. Und das mache ich bis heute, auch wenn Corona das seit 2020 ein wenig ausgebremst hat.

Es macht einfach Spaß, jungen Menschen zu zeigen, wie der Sport funktioniert. Oft sieht man sogar schon während des Trainings die Fortschritte. Auch wenn nicht alle den gleichen Leistungsstand haben, versuche ich doch alle mitzunehmen und ihnen den Spaß zu vermitteln.

Außerdem bewege ich mich durch meinen aktuellen Verein und einer Kooperation mit meinem Heimatverein wieder in bekannten

Hallen und Orten, was mir auch Sicherheit gibt. Mit vielen der Menschen, die ich dort treffe, habe ich früher schon Handball gespielt oder wir waren Gegner. Sogar meinen ehemaligen Jugendtrainern und Weggefährten laufe ich wieder öfters über den Weg. Quasi eine Art Zeitreise, die auch wieder einiges an Geschichten zu Tage fördert.

Ich trainiere nun aktuell die weibliche D-Jugend im Verein. Ich warte darauf, dass ich irgendwann wieder in die Schulen darf und bin ansonsten dabei, mir einmal wieder ein wenig Kondition anzueignen. Der Unfall wirkt da noch nach.

Aktiv bin ich im Moment nur, wenn es die Zeit zulässt. Mal mit dem Rad raus oder in der Halle Bälle werfen. Mehr geht leider im Moment nicht, aber jede Bewegung ist besser als keine. Der Unfall schränkt mich da schon noch ein wenig ein, auch im Kopf.

Aber da war ja wieder ein Urlaub in Berchtesgaden geplant. Dort haben wir wieder einige Gipfel und Almen besucht, natürlich immer viele Höhen- und Tiefenmeter. Höhepunkt in diesem Jahr war eine Radtour am Abend im Anschluss an einen Almbesuch am Morgen.

Dort habe ich in einer Stunde 6 km in einer wunderschönen Ecke der Region 510 Höhenmeter mit dem BioBike überwunden. Runter durfte ich nicht mehr fahren. Meine Frau hat mich mit dem Auto eingesammelt und zurückgebracht. Hier wirkt der Unfall noch zu sehr auf sie, aber auch auf mich. Aber nächstes Jahr mache ich das nochmal und dann auch den Berg hinab!

Die MS ist nun seit 2014 ruhig. Der Kopf macht auch weniger Aufstand und das, was ich mit 12 Jahren angefangen habe, darf ich immer noch ausüben. Wenn auch weniger aktiv und mehr an der Seitenlinie als auf dem Feld.

Für Handball mache ich immer noch vieles Unmögliche möglich. Oder ich verschiebe meine Prioritäten und schaufele mir die Zeit frei. Etwas, was meine Frau nicht immer versteht, wie auch? Sie kannte mich leider nicht als aktiven Handballer, für den dieser Sport wichtiger war als so manch anderes!

Wenn der Handball oder Sport ruft, muss ich leider gehen …

Ich weiß definitiv, dass mir der Sport seit meiner frühen Kindheit, auch heute im Kampf mit der MS, hilft. Das wurde mir auch schon durch Ärzte und Therapeuten bestätigt. Solche Muskulatur, die man dort aufgebaut hat, verliert man nicht so schnell und Kopf und Körper vergessen nicht.

Sport und MS passen gut zusammen, egal in welcher noch so kleinen Form oder Bewegung. Egal ob es nur ein Spaziergang, eine kurze Runde Laufen, Bogenschießen, Fahrradfahren oder doch Bergtouren mit vielen Höhen- und Tiefenmetern, Läufe über 10 km und mehr, Fahrradtouren auf Radwegen mit 80 und mehr Kilometern sind.

Bewegt euch, findet eure Form des Sports. Die MS und insbesondere der Kopf und die Psyche danken es euch. Übertreibt es nur bitte nicht, da ist die MS leider stärker… Auch wenn es Rückschläge gibt, wie bei mir der Unfall, ich mache trotzdem irgendwie weiter.

Durch den Sport und meine Rolle als Trainer habe ich auch wieder meinen Platz im Leben gefunden – obwohl ich dachte, dass er nach dem Verlust des Arbeitsplatzes und der Berentung verloren wäre. Aber nein, da ist er, auch wenn es ein langer Kampf war und ist.

Durch mein Engagement, meine Motivation und meinen Willen für Dinge, die ich kann, bin ich nun Trainer mit Lizenz. Ich kann immer noch höhere Berge besteigen, lange Fahrradtouren machen und bin irgendwie immer in Bewegung…

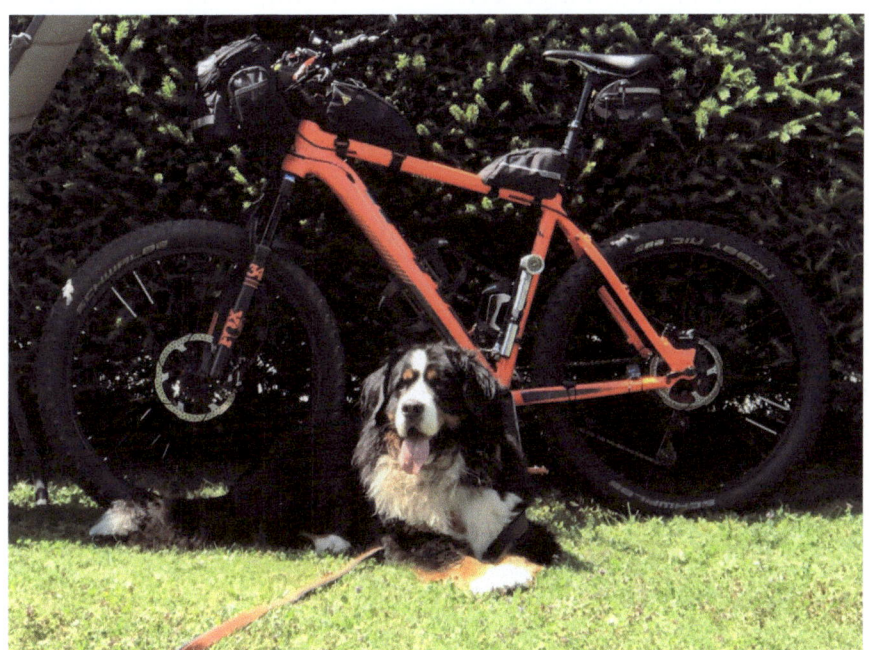

Ein Moment, der mein Leben verändert hat
- Kevin Hoffmann -

Mein Name ist Kevin Hoffmann, aktuell bin ich 29 Jahre alt und bekam die Diagnose Multiple Sklerose im Jahr 2014. Ich stand am Anfang meines Lebens mit einer Wunschzukunft von einem tollen Job, einer Familie, einem kleinen Häuschen und eventuell Kindern. Aber ich fange etwas weiter vorne an mit meiner Geschichte.

Alles hat damit begonnen, dass ich während meines Work & Travel Halbjahres in Australien gelegentlich extreme Erschöpfung und Müdigkeit verspürt hatte. Allerdings habe ich mir darum keine Sorgen gemacht, denn ich dachte, es läge am Wetter dort.

Zurück in Deutschland bin ich einem meiner größten Hobbies nachgegangen – dem Fitnesssport. Ich habe schon immer gerne Sport gemacht. Wobei das untertrieben ist. Zum damaligen Zeitpunkt war es beinahe mein ganzes Leben. Ich ging vier- bis fünfmal pro Woche trainieren, trank keinen Alkohol, aß meine Mahlzeiten auf das Gramm abgewogen und lernte eine Menge über den menschlichen Körper.

Knapp zwei Monate nach meiner Rückkehr in Deutschland war ich mitten in einem Workout, als mir plötzlich in der gesamten rechten Körperhälfte die Kraft entschwand. Es fühlte sich an, als würde jemand mit einer Spritze meine komplette Energie aus der rechten Hälfte meines Körpers ziehen. Ich machte in diesem Moment Klimmzüge und fiel, wie ein nasser Sack, auf den Boden.

Weiterhin dachte ich mir nicht viel dabei. Da habe ich mir eventuell nur einen Nerv eingeklemmt, dachte ich mir. Doch dieses Gefühl kam dann im Stundentakt für jeweils 10 Minuten. Also besuchte ich meinen Hausarzt, dem ich erzählte, dass ich bereits in Australien so eine Situation während des Sports hatte, allerdings einhergehend mit starken pulsierenden Kopfschmerzen. Also schickte er mich zu einem Neurologen.

Dort wurden verschiedene Tests gemacht. Anfangs wollte man ein Aneurysma ausschließen.

Tatsächlich wurde danach noch ein MRT gemacht.

Ich kam wenige Tage später mit den Bildern vom MRT zum Neurologen. Er erkannte weiße Punkte auf meinem Hirn, was mir schon große Angst machte. Ich habe noch zu keinem Zeitpunkt an MS gedacht. Ich kannte die Krankheit auch fast gar nicht. Ich wusste nur, dass das eine Freundin meiner Mutter hat und der schien es sehr schlecht zu gehen.

Doch bis zu meiner Diagnose sollte es noch viel länger dauern.

Der Arzt sah die weißen Punkte auf meinen MRT Bildern und sagte mir:

„Das müssen wir mal beobachten. Ich kenne sowas nur von Menschen, die weit über 70 Jahre alt sind. Es ist sehr merkwürdig, dass sie das haben, aber es ist kein Grund, sich Gedanken zu machen."

Dieser Neurologe war damals bereits ca. 60 bis 64 Jahre alt und stand kurz vor der Rente. Ich glaube bis heute, dass er deswegen nicht gründlich genug war. Deswegen rate ich an dieser Stelle, dass sich jeder, immer, eine zweite Meinung einholen sollte.

Weil ich dem Arzt vertraut habe, machte ich mir erstmal keine Sorgen mehr. Ich bewarb mich in einer anderen Stadt (von Kassel nach Wuppertal) für eine Stelle und gab für den Umzug all meine Ersparnisse aus. Hätte ich an dieser Stelle gewusst, dass es einen Verdacht auf MS gibt, wäre ich diesen Schritt niemals gegangen.

Es ging mir wieder gut und für gute dreieinhalb Monate merkte ich keine weiteren Einschränkungen. Doch nach einiger Zeit fing es an, dass ich auf dem rechten Auge schlechter gesehen habe. Es begann ganz leicht am äußeren Rand des Auges. Es war leicht verschwommen und wurde Tag für Tag dunkler. Allerdings bin ich jemand, der immer zu spät zum Arzt geht und bis zum letzten Moment hofft, dass es von alleine wieder weggeht.

An dieser Stelle: Das ist meistens die schlechtere Wahl. Je eher etwas entdeckt wird, desto größer ist meistens die Chance, dass sich etwas machen lässt. Das sollte ich wenige Tage später im Krankenhaus lernen.

Nachdem ich beinahe von einem Auto angefahren wurde, weil mein peripheres Sichtfeld so stark eingeschränkt war, ging ich zu einem Augenarzt.

Mein Arbeitsplatz war direkt der Sonneneinstrahlung ausgesetzt und die Sonne schien mir oft direkt ins Gesicht. Zu dem Zeitpunkt hoffte ich, dass das Auge nur überanstrengt sei.

Nach einigen Tests beim Augenarzt konnte dieser zwar meine Aussagen medizinisch bestätigen und er erkannte, dass ich tatsächlich an den besagten Bereichen des Auges nichts mehr sehe. Allerdings lag es nicht am Auge, wie er mir sagte.

Zu diesem Zeitpunkt hörte ich das allererste Mal von einer „eventuellen Sehnerv-Entzündung". Daher empfahl mir der Augenarzt wieder zum Neurologen zu gehen.

Zwischen diesen zwei Arztterminen googelte ich das allererste Mal nach der Diagnose „eventuelle Sehnerv-Entzündung". Tatsächlich kamen bei den ersten Treffern immer wieder auch die Wörter „Multiple Sklerose" vor. Auf einer Seite stand sogar: „Eine Sehnerv-Entzündung ist zu 80% ein Anzeichen für MS. "

Da jedes Mal, wenn ich nach Kopfschmerzen googelte, Suchergebnisse zum Thema Krebs erschienen, machte ich mir auch keine allzu großen Sorgen bezüglich einer potentiellen MS-Diagnose. „Es wird schon nicht das Worst-Case-Szenario eintreten", dachte ich mir. Auch dazu später mehr.

Während ich von Wuppertal nach Kassel gefahren bin und einige Tage auf meinen Termin beim Neurologen wartete, wurde mein Sehvermögen so schlecht, dass ich beinahe blind war und nur noch wie durch ein Schlüsselloch schauen konnte. Da kam schon ein wenig die Panik in mir auf, da ich es in Betracht zog, eventuell komplett blind auf einem Auge zu werden. Oder noch schlimmer… auf beiden Augen!

Als ich endlich mit den Ergebnissen des Augenarztes beim Neurologen sein konnte, ging alles sehr schnell. Ich hatte das Gefühl, als wäre es ihm während des Lesens wie Schuppen von den Augen gefallen. Das hat mich schon etwas beunruhigt. Als er kurz darauf empfohlen hatte, in eine spezielle neurologische

Station zu gehen, die den Schwerpunkt Multiple Sklerose hat, wurde ich sehr nervös. Trotz allem versuchte ich, bis zuletzt, hoffnungsvoll zu bleiben. Ich redete mir ein, dass mich bestimmt nur ein Mosquito in Australien gestochen hätte und dass es eine Behandlung geben würde, die mich gesund macht. Ich hatte großes Glück, dass meine gesetzliche Krankenkasse die Kosten für eine private Klinik übernommen hatte. Wenigstens etwas Glück im Unglück.

Ich war nur wenige Minuten dort und mir wurde gesagt, dass ich vorrausichtlich drei bis sieben Tage dort bleiben werde. Mir war noch nicht bewusst, dass dies die schlimmsten Tage meines bis dahin gelebten Lebens werden würden.

Für die Ärzte vor Ort sprachen die MRT-Bilder schon klare Bände. „Eine MS ist nicht auszuschließen, aber wir möchten gerne noch eine Lumbalpunktion bei Ihnen machen, um sicher zu gehen", sagte mir meine Ärztin.

Als wahrscheinlich größter Spritzen-Hasser Deutschlands war das für mich der Endgegner aller Spritzen. Um das Ganze mal etwas aufzulockern: selbst meine kleine Schwester wäre tapferer gewesen. Ich schrie und weinte so sehr, dass ich schon begonnen hatte zu hyperventilieren. Damit hatte ich in dieser Klinik den Rekord aufgestellt im: Das-größte-Weichei-Sein.

Nun musste ich ein oder zwei Tage warten. Ich erinnere mich nicht mehr genauer. Dafür erinnere ich mich sehr gut an das, was nun folgte:

Es war Wochenende und meine Ärztin, die bisher sehr nett war, hatte frei. Stattdessen kam ein Arzt mit vier bis fünf jungen

Ärzten in mein Zimmer. Sie stellten sich rings um mein Bett herum auf. Mein Zimmermitbewohner sollte den Raum verlassen. Kurz zuvor ahnte ich nichts. Es war Wochenende und ich dachte mir, dass, wenn die schlechte Nachricht kommen sollte, ich Zeit bis Montag haben würde, mich darauf vorzubereiten. Und selbst in diesem Moment dachte ich noch, dass mein Fall einfach nur etwas komplizierter sei, aber auf keinen Fall MS. Eine Borreliose vielleicht.

Doch nein! Der Arzt legte mir zwei Broschüren auf mein Bett. Ich habe mich aufgerichtet und fragend darauf geschaut. Ich konnte gar nicht lesen was dort stand, denn parallel hörte ich ihn sagen: „Ja Herr Hoffmann, die Ergebnisse sind eindeutig. Es ist Multiple Sklerose. Hier sind zwei Broschüren. Am schwarzen Brett ist der Kontakt für eine Selbsthilfegruppe. Viele müssen heutzutage gar nicht mehr in den Rollstuhl. Wenn Sie Glück haben, vertragen Sie die Medikamente gut." Dadurch füllten sich meine Augen direkt mit Tränen und ich hatte das Gefühl zu fallen. Es gab keine Chance mehr, den Arzt irgendwas zu meinem Leben mit der Krankheit zu fragen, da er mit seinen (anscheinend) Schülern direkt mein Zimmer verlassen hat. Ich saß dort ganz alleine, kein Angehöriger war vor Ort, nur mein Zimmermitbewohner, der in dieser Zeit zu einem richtigen Freund wurde (er hatte das „Glück" nur eine Borreliose gehabt zu haben, die, soweit ich weiß, vollständig geheilt werden konnte).

Als allererstes rief ich meine Mutter an. Als sie den Hörer abgenommen hat, waren meine ersten Worte: „Mama, dein Sohn wird sterben oder ein Krüppel. Mein Leben ist vorbei! Ich habe so viel Angst. Ich will so nicht Leben. Ich stehe doch direkt am

Anfang von allem. Ich werde arbeitslos und muss in ein Pflegeheim…"

Während sich meine Angehörigen sofort auf den Weg in die Klinik machten, die von zu Hause fünfundvierzig Minuten Autofahrt entfernt lag, rannte ich aus dem Krankenhaus, raus in den danebenliegenden Wald. Ich habe mich auf einen Ast auf dem Boden gesetzt und so schlimm geweint wie wahrscheinlich noch nie in meinem Leben zuvor. Ich hatte in diesem Moment Todesängste. Ich wusste nichts über MS, außer dass die Freundin meiner Mutter im Rollstuhl sitzt und tagelang zu Gemüse wird, wenn sie ihre Spritze bekommt.

Ich habe daraufhin direkt meinen besten Freund angerufen, den ich mehr als mein halbes Leben lang kenne. Ich sagte ähnliche Sachen wie im Gespräch mit meiner Mutter. Meiner damaligen Freundin sagte ich das kurz darauf ebenso am Telefon. Alle, die ich anrief, weinten am Telefon. Gemeinsam kamen sie alle am selben Tag noch bei mir in der Klinik an.

Ich war so überfordert, dass ich absolut nicht empfänglich für irgendeine Art von Information war. Sie meinten es alle gut und googelten um mich herum, was man nun nicht alles machen könnte. Ich war wie eine leere Hülle. Es war die pure Verzweiflung. Anders kann ich es nicht beschreiben. Alles vorbei, was ich bis zu diesem Zeitpunkt für mein Leben geplant hatte. Alles, was ich mir mit vierundzwanzig Jahren für meine Zukunft mit dreißig Jahren ausgemalt hatte, wirkte unerreichbar. Stattdessen würde von allem das genaue Gegenteil eintreten. Kein Job, keine Karriere, keine Familie, kein eigenes Haus, kein Sport mehr, keine Partys oder Urlaube mit Freunden, niemals die

Welt entdecken und meinen größten Traum von einer Zeit in Japan. Das vorhin erwähnte Worst-Case-Szenario war eingetreten.

Wenn ich heute an diese Zeit zurückdenke, bin ich traurig und froh zugleich. Es war ein traumatisches Erlebnis und dennoch habe ich es „überlebt" und bin heute stärker als jemals zuvor. Diese Prüfung wird nie enden und mein Leben lang an mir zehren. Doch jeder Sieg wird mich auch stärker machen.

Von solchen Gedanken war ich damals noch mehr als zwei Jahre entfernt. Ich werde am Ende meiner Geschichte darauf zurückkommen.

Ich kann ab diesem Moment gar nicht mehr auf jeden einzelnen Tag eingehen. Ich erinnere mich zwar noch an sehr viel, aber das würde an dieser Stelle den von mir geplanten Rahmen sprengen. Es gibt auch eine Menge Videos von mir zu dieser Zeit, die ich Jahre nach meiner Diagnose auf YouTube veröffentlich habe.

Dafür möchte ich noch erzählen, wie es mit meiner Therapie und den Symptomen weiterging. Kann ich denn heute noch auf meinem rechten Auge sehen?

Ich habe für einen Zeitraum von 5 Tagen jeweils 1000 mg Cortison als Infusion erhalten. Das habe ich sehr unterschätzt. Cortison hat definitiv stark auf meinen Gemütszustand geschlagen, mich nachts wachgehalten und weil ich weiterhin aß, als würde ich fünfmal pro Woche ins Fitnessstudio gehen, habe ich 8 bis 10 kg zugenommen. Es hatte aber den großen Vorteil, dass ich täglich besser sehen konnte. Zwar nur zu 80% bei meiner

Entlassung aus der Klinik, aber in den darauffolgenden 6 Wochen habe ich meine Sehkraft zu 100% zurückerlangt.

Daraufhin war ich mit der Frage konfrontiert, ob ich eine Basistherapie machen möchte. Viele sagten mir, MS sei nicht mehr so schlimm wie vor zwanzig bis dreißig Jahren und ich dachte, das kann ja dann nur an der verbesserten Medizin liegen.

Heute denke ich, dass es ein Pfeiler sein kann in der MS Therapie, man die Krankheit aber ganzheitlich therapieren sollte. Auch dazu gleich mehr.

Ich bin von Kassel nach Hannover gefahren, weil sich dort eine sehr gute Ärztin befinden sollte, die auf MS spezialisiert ist. Dort habe ich mich ausführlich beraten lassen zu den verschiedenen Medikamenten. Alles was mit einer Spritze zu tun hat, fiel für mich direkt aus der Auswahl raus. Schlussendlich habe ich mich im Ausschlussverfahren für ein Medikament entschieden. Eine Tablette, die ich morgens und abends nehmen muss.

Bis ich damit beginnen konnte, vergingen ein paar Wochen, da ich einen Termin bei einem guten Neurologen in Kassel haben wollte. Zu dem, der meine MS auf den MRT-Bildern nicht erkannt hat, wollte ich nicht mehr zurück.

Mein neuer Neurologe ist in meinen Augen sehr gut und geht angemessen auf mich und meine Bedürfnisse ein. So nehme ich jetzt mein Medikament seit ungefähr sieben Jahren.

Ich vertrage es bis heute ganz gut, bis auf die Nebenwirkung „Flush", die ich ein- bis dreimal pro Woche habe. Mir wird warm, meine Haut rot und es juckt mich teilweise an den geröteten Stellen. Das hält ca. zehn bis dreißig Minuten an und ist unterschiedlich stark. Aber absolut aushaltbar und im Vergleich zu sonstigen Nebenwirkungen kein Problem mehr. Zu Anfang hatte ich Panik. Ebenso wie vor der ersten Einnahme der Kapsel. Ich sagte mir vor dem Schlucken: „Ab jetzt bin ich offiziell chronisch krank. Für den Rest meines Lebens muss ich Medikamente nehmen und das schon mit vierundzwanzig Jahren." Es verdeutlichte mir die Krankheit und lässt sie mich nie vergessen, da ich bei jeder Einnahme daran erinnert werde.

Ich habe in der Zwischenzeit meinen Job, nach gerade mal vier Monaten, in Wuppertal aufgegeben und zog nach Kassel zurück. In Wuppertal kannte ich niemanden und um ehrlich zu sein, war der Job mein größter Fehler. Ich fühlte mich dort nicht wohl und bis heute bin ich der MS in diesem Punkt zumindest dankbar. Sie war die perfekte Ausrede, um wieder nach Kassel zu ziehen.

Aber ich war arbeitslos und chronisch krank. Ich verfiel in eine Abwärtsspirale inklusive depressiver Schübe. Ich habe im Internet nach Informationen gesucht oder viel mehr nach Menschen in meiner Situation. Jemanden, mit dem ich mich identifizieren kann. Jemanden, der bereits in derselben Situation gewesen ist. Doch alles, was ich gefunden hatte, waren ältere Menschen, die bereits Kinder und eine Karriere hatten oder Ärzte, die in ihrer Sprache über die Krankheit aufklärten. Ich fühlte mich total alleine mit der Krankheit und meinen Gefühlen. Es gab viele Menschen, die für mich da sein wollten, aber ich hatte immer das Gefühl, sie würden mich nie verstehen können.

Es folgten zwei sehr unschöne Jahre für mich. Tägliche Angst vor dem, was eventuell jeden Moment passieren könnte. Alle die Dinge im Kopf, die ich mit dieser Krankheit nie erleben werde.

Ich bekam zwar Jobs, aber nicht in meiner Branche und ich hasste sie.

An dieser Stelle möchte ich vorspulen, denn so traurig und traumatisch meine Geschichte bis zu diesem Zeitpunkt ist, bin ich heute auf eine gewisse Art und Weise froh, dass es so kam wie es kam.

Es gab einen Schlüsselmoment, in dem ich die Krankheit akzeptieren konnte und sich auch mein Leben wieder mit Freude anfüllte. Was ich nun schreibe, könnte etwas klischeehaft klingen, aber es war tatsächlich so. An einem Frühlingstag habe ich mich mit einem Freund getroffen und wir gingen spazieren. Ich war, wie immer, nicht sehr glücklich und wollte mich ablenken.

Wir machten an einer großen Wiese eine Pause auf einer Parkbank. Es war sehr warm und sonnig, als es plötzlich anfing leicht zu regnen.

Wir saßen dort bestimmt fünfzehn weitere Minuten und ich spürte die einzelnen Tropfen auf meiner Haut am Arm. Zusätzlich hat es begonnen so schön zu riechen, wenn kalter Regen auf warmen Asphalt trifft.

Ich habe diesen Moment so sehr genossen. Ich bemerkte, dass ich etwas spürte. Jetzt, in diesem Moment, fühlte ich meine Arme. Ich kann laufen, riechen und sehen. Das, was ich in diesem Moment erlebt habe, war kostenlos. Dafür brauchte ich keine Karriere und kein Geld. Ein wunderschöner Moment, den ich plötzlich so viel mehr wertschätzte als jemals zuvor.

Tatsächlich dank der MS.

Ich stellte mir die Frage, warum ich meine Zeit damit verschwende, traurig und ängstlich zu sein, während all meine Symptome weg waren. Nun schon fast zwei Jahre lang.

Bis es mir so gut ging wie heute, war es noch ein sehr langer Weg. Doch an diesem Tag wurde das Fundament erschaffen, um wieder nach vorne zu sehen. Ich habe mir geschworen, jeden Tag und jeden Moment, in dem die MS keinen aktiven Einfluss auf mein Leben hat, noch viel intensiver zu genießen als jemals zuvor.

Von diesem Tag bis zum heutigen vergingen weitere vier Jahre. Eine Zeit mit sehr vielen Höhen und Tiefen. Doch versuche ich heute aus allem etwas Positives zu ziehen. So auch aus der Krankheit. Es gibt ganz klar einen Kevin vor der Diagnose und einen Kevin nach der Diagnose. Die neue Version von mir gefällt mir mehr.

Ich habe das Gefühl, erkannt zu haben, was wirklich wichtig im Leben ist. Ich habe eine Antenne entwickelt für schöne Augenblicke, kann in ihnen leben und sie genießen. Materielles hat für mich massiv an Wert verloren. Ich arbeite heute sogar sehr viel und in den Berufen, die mir Spaß machen.

Die MS hat mir teilweise neue Karrierechancen eröffnet, nachdem ich lösungsorientiert begonnen habe zu denken.

Wenn der Kopf voller Ängste und Sorgen ist, können wir nicht klar denken. Jeder von uns sollte sich die Zeit nehmen, erst einmal zu regenerieren und sich von dem Schock zu erholen. Das dauert und braucht Zeit. Bei mir über zwei Jahre. Ich bin ein Beispiel dafür geworden, dass man auch mit MS ein schönes

Leben haben kann und mit etwas Glück ebenso viele Jahre schubfrei sein kann. Ich habe trotz MS eine Partnerin gefunden, die ich sehr liebe und die mich so liebt, wie ich bin.

Ich möchte noch erwähnen, dass für mich, neben der zuvor erwähnten Basistherapie, weitere Faktoren sehr wichtig sind bei meiner MS-Behandlung. Ich sprach von einer ganzheitlichen Therapie.

Die weiteren Themen sind ebenso wichtig und sind in meinen Augen ein Grund dafür, dass ich einen recht milden Verlauf habe: eine gesunde Ernährung, regelmäßig Sport und gesunde Gedanken.

Und da es in der Zeit nach meiner Diagnose niemanden gab, mit dem ich mich identifizieren konnte, habe ich es mir zur Aufgabe gemacht, diese Person nun für andere zu sein. Daraus ist nach vielen Jahren Social-Media-Arbeit eine der tollsten Communitys in Deutschland geworden. Ich nenne uns die „Kämpferherzen", da ich unter meinem Synonym „kevin_kaempferherz" auf Instagram ein Ansprechpartner für Menschen mit chronischen Krankheiten und Behinderungen bin. Wenn sich jemand mit mir nicht identifizieren kann, gibt es in der Community immer eine Person, die diesen Part für mich übernehmen kann. Wir sind heute in allen Altersgruppen, Geschlechtern, Berufsständen und Interessen vertreten.

Die Autorin Heike Urban habe ich auch über diese Community kennen gelernt. Sie ist auf Instagram unter dem Synonym „urbanheike014" aktiv. Ich habe mich sehr gefreut, dass ich auf diesem Weg über Instagram die Gelegenheit erhalten konnte, an ihrem Buchprojekt mitzuwirken und ich hoffe, dass ich mit meiner Geschichte anderen Betroffenen Mut geben kann.

Ich fühle mich nicht mehr alleine – im Gegenteil! Und gemeinsam sind wir stärker als die MS!

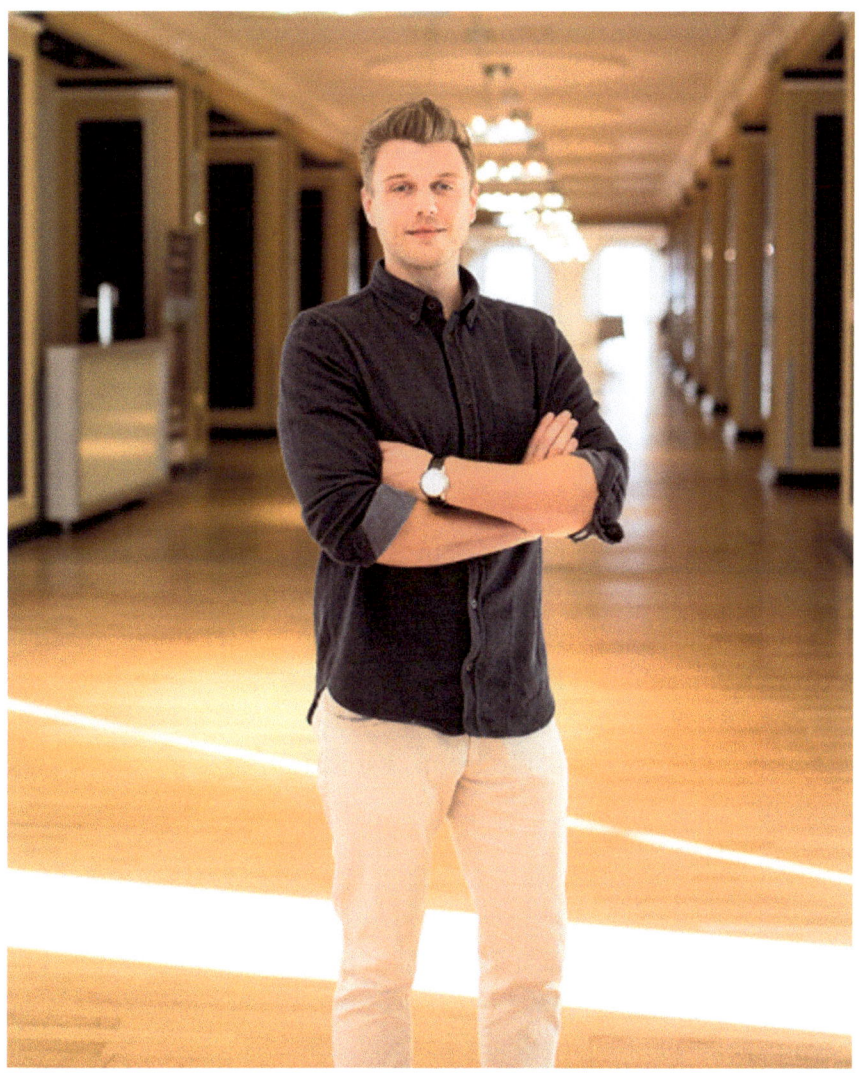

Mein Leben mit der MS und was daraus wurde
- anonymer Autor -

Als ehemaliger Unternehmensberater für Risikomanagement und Kommunikationstechnik hat die MS mein Leben auf den Kopf gestellt, so dass ich mein wichtigster Mandant wurde: Einsatz von Kommunikationstechnik, um das Leben zu vereinfachen, Risiken zu vermeiden, zu minimieren und abzusichern.

Mich, männlich, 48 Jahre alt, begleitet die Erkenntnis an MS erkrankt zu sein seit 7 Jahren. Ich wurde durch die Autorin des Buches motiviert, entgegen meinem Drang des Rückzugs und der Rekonvaleszenz, mich in einem Kapitel über meine Erfahrungen zu äußern. In der Phase der emotionalen Akzeptanz, der Einordnung und des Erlernens im Umgang mit der Krankheit war mir die Anonymität wichtig, so dass ich meine Schilderung hier ohne Namensnennung zum Besten gebe.

Nach meinem Abitur und dem Zivildienst studierte ich Betriebswirtschaft mit dem Thema „Einsatz von Kommunikationstechnik in Unternehmen, um Rationalisierungspotentiale zu erschließen". Zielstrebig machte ich mich anschließend selbstständig und spezialisierte mich im Bereich Risikomanagement. Ich arbeitete viel und lang, war dauernd unterwegs und für meine Kunden und Mandanten stets erreichbar.

Ich heiratete und gründete mit meiner Frau eine Familie, ein Sohn und eine Tochter wurden uns geschenkt. Ich hatte einen Impuls, Dinge anzugehen und zu erledigen. Erwartete mich noch eine andere Aufgabe? Vielleicht war es aber bereits das Verlangen nach Erledigung im Drang der Rekonvaleszenz.

Die Beeinträchtigungen, die wie aus dem Lehrbuch bei meinem primär chronisch progredienten Verlauf auftraten, zeigten sich in einer „Mädchenblase", ständig auf die Toilette gehen zu müssen, besonders und viel im stressigen Alltag. Ich maß diesem, wenn auch sehr einschränkend, keine Bedeutung bei, denn dieses Phänomen kennen doch Prostata bedingt auch viele Männer.

Mit ca. 40 Jahren zeigten sich zunehmend ungewöhnliche Ermüdungserscheinungen und Probleme mit meinem Namensgedächtnis. Ich konnte allerdings kompensierend noch keine Auffälligkeiten zuordnen. Meine berufliche Karriere wurde nur etwas gebremst. Erfolgreich wuchs mein Unternehmen, ich hatte mehrere Angestellte.

Als Schmerzpatient musste ich bald physiotherapeutische Hilfe in Anspruch nehmen. Unsäglich starke Halswirbelbeschwerden suchten Entspannung und Erlösung durch Massagen. Schmerzsalben und -medikamente halfen nur bedingt. Erst als in Verwendung einer Halskrause ein Höhepunkt erreicht war, entschloss ich mich in Befürchtung eines Bandscheibenvorfalls einer MRT-Untersuchung zu unterziehen.

Es zeigte sich eine „unklare Signalalteration des Myeloms", eine weiße Einfärbung auf den Bildern, die eine Entzündung im Nervenstrang des Rückenmarks anzeigten. Eine ergänzende MRT-Untersuchung der Halswirbelsäule und des Gehirns zeigten sogenannte zusätzliche Entmarkungsherde, so dass früh die Verdachtsdiagnose einer Multiplen Sklerose, lat. encephalomyelitis disseminata, verstärkt wurde. Ein stationärer Aufenthalt in der Neurologie mit einer Lumbalpunktion, einer Nervenwasserentnahme im Bereich der Lendenwirbelsäule, bestätigte eine primär chronisch progrediente Multiple Sklerose. Ich war schubfrei einer zunehmenden Verschlechterung der Symptomatik ausgesetzt.

Die Erkenntnis war nicht der Weg zur Besserung! Sollte es der Beginn einer langen Leidensphase werden? Wollte ich mich zunächst nicht unterkriegen lassen mit dem allseits bekannten Spruch „Lebe mit der Krankheit und nicht die Krankheit mit dir", so musste ich beim Fortschreiten der Krankheit deutliche Einschränkungen meiner Leistungsfähigkeit hinnehmen.

Viel zu schnell konnte ich in der Überforderung den Ansprüchen meiner Tätigkeit nicht mehr gerecht werden. Es schlichen sich Fehler in der Bewältigung der Aufgaben ein, in dem diese in meiner immer öfter aufkommenden Erschöpfung nicht mehr hinreichend erledigt wurden. Finanzielle Einbußen ließen mich realisieren, dass der Status der Berufsunfähigkeit erreicht war.

Fatigue, Blasenstörungen, Schmerzen, Schlafstörungen, zunehmende Gehbeeinträchtigungen, Parästhesie („Ameisenlaufen" in Füßen und Händen), kognitive Beeinträchtigungen, die über das Namensgedächtnis auch das Begriffsgedächtnis und das Vermögen eines strukturierten Handelns betrafen, zwangen mich, meine berufliche Tätigkeit einzustellen. Einerseits half mir mein Streben nach Risikominimierung und -absicherung ein finanzielles Desaster abzuwenden, dennoch war ich viel zu früh krank geworden, um ein sorgenfreies Leben zu führen.

Der Einsatz von Kommunikations-, Computer-, Haushalts-, Handy- und Assistenztechnik helfen mir heute Unwägbarkeiten und Einschränkungen meiner Gedächtnisleistungsfähigkeit zu mildern. Sozialer Rückzug, Depressionen, Schmerzen und Ängste sind allerdings ein stetiger Begleiter. Das Leiden ist mein Wegbegleiter. Das Streben nach Akzeptanz der Krankheit und die Kompensation der Beeinträchtigungen sind zu meiner Hauptaufgabe geworden.

Der sozialen Abgrenzung entgegenzuwirken ist derzeit mein tägliches Mühen. Ich kämpfe gegen die Erschöpfung und das schlechte Gefühl, da ich im Gegensatz zu meiner früheren Leistungsfähigkeit nicht mehr produktiv sein kann.

Mein Leben ist auf den Kopf gestellt. Meinen Weg habe ich noch nicht gefunden und ich bin noch auf der Suche.

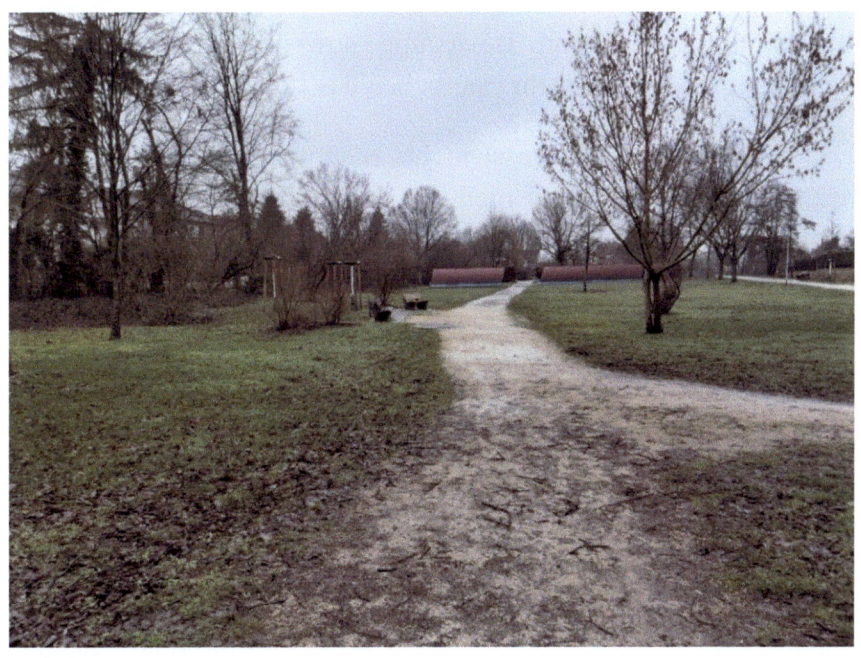

Schlusswort von Heike Urban

Erich Kästner hatte in einem Kinderbuch einmal geschrieben, Erwachsene lesen die letzten Seiten eines Buches zuerst. Wenn ihr also das Schlusswort zuerst lesen solltet, warten die vielen bewegenden Geschichten noch auf euch, in denen die Autoren dieses Buches offen und ehrlich darüber berichten, wie sie nach Erhalt ihrer MS-Diagnose und einer Phase der Erschütterung zu neuer Orientierung und Lebensmut fanden.

Alle Autoren sind tatsächlich selbst aus einem alten Leben zu neuen Ufern aufgebrochen. Viel mehr als je zuvor hören sie heute auf die Signale ihrer Seele und ihres Körpers, achten auf positive Aspekte im Alltag, üben sich bewusst in positivem Denken, sorgen für ausreichend Bewegung sowie eine ausgewogene Ernährung und vieles mehr. Sie lieben das Leben, trotz MS.

Das Buch will ganz bewusst nichts schönreden. Der Weg in ein neues Leben ist bestimmt nicht einfach, aber auf alle Fälle lohnt es sich, ihn zu beschreiten. Die Autoren erzählen von IHREM Weg dorthin. Ein Autor, der anonym bleiben möchte, befindet sich noch mitten in seiner Neuorientierungsphase. Ich wünsche ihm, er möge die für ihn passende neue Richtung bald finden und dann mit Freude auf die von ihm gesteckten Ziele zugehen können.

Beim Lesen wird deutlich, wie wichtig es ist zu lernen, auf dem Weg in das neue Leben Hilfe annehmen zu können. Eine von vielen möglichen Hilfen kann z.B. eine Psychotherapie darstellen. Nicht nur Nicole berichtet in ihren Beiträgen davon. Verschiedene Hilfsmittel wie z.B. ein Gehstock, ein Rollator oder viele andere Dinge können auch mitunter sehr hilfreich sein. Insbesondere natürlich auch jede Unterstützung, die man von anderen Menschen (Familie, Freunde etc.) erhalten kann.

Nicole berichtet weiterhin von ihren Reha-Erfahrungen, die sie für unverzichtbar hält. Da jedem MS-Patienten Reha zusteht, empfiehlt sie jedem Betroffenen, sich diese Unterstützung zu holen. Auch Aufenthalte in einer speziellen MS-Klinik oder in einer neurologischen Klinik, die sich auf die Behandlung von MS-Patienten spezialisiert haben, tun sehr gut und helfen, die Krankheitsprogression einzudämmen. Hier werden – wie in einer Reha – viele verschiedene Anwendungen und Therapien angeboten.

Viele Patienten profitieren von regelmäßiger Physio- und Ergotherapie oder ärztlich verordnetem Reha-Sport. Jeder kann eigenverantwortlich die Angebote entsprechend seinen Möglichkeiten nutzen. Von der DMSG (Deutsche Multiple Sklerose Gesellschaft) werden verschiedene Angebote bereitgehalten.

Sandra beschreibt im Buch die Vorteile einer Reittherapie und Kai erzählt, wie ihm Sport dabei geholfen hat, sein Leben wieder mit Sinn und Freude anzufüllen. Es gibt viele MSler, die aktiv Yoga treiben oder regelmäßig ein Fitnessstudio aufsuchen. Ich selbst habe mir kürzlich einen Hula-Hoop-Reifen zugelegt, um meine Beweglichkeit zu fördern. Regelmäßige Bewegung führt ganz nebenbei auch noch zu mehr Lebensfreude und Gesundheit. Alle Autoren wissen das aus eigener Erfahrung.

Es ist gut zu wissen, dass man nicht allein mit der Krankheit ist. In einer Selbsthilfegruppe kann man sich mit Gleichgesinnten austauschen. Die entsprechenden Ansprechpartner werden durch die DMSG gern vermittelt. In ihren Beiträgen berichten z.B. Steffi und Sandra, wie sie von ihrer Selbsthilfegruppe profitiert haben.

Haustiere können wichtige menschliche Grundbedürfnisse erfüllen, wie etwa die Bedürfnisse nach Bindung, Kontakt, Geselligkeit, Zuwendung, Verantwortung, Fürsorge, Kuscheln und Lebensfreude. Nicht nur ich selbst berichte darüber, wie das Leben durch Tiere bereichert werden kann.

Kevin ist sehr aktiv in der Aufklärungsarbeit und nutzt dafür verschiedene Social-Media-Kanäle. Er erreicht damit vor allem jüngere Betroffene. Sein Engagement ist nicht nur bewundernswert, sondern es stellt für ihn zugleich eine sinnvolle, bereichernde Lebensaufgabe dar.

Mathilde wurde in ihrer Jugend bereits mit der MS ihrer Mutter (meiner MS) konfrontiert und hat sich mit der Krankheit auseinandergesetzt. Sie hat als Angehörige die Diagnose MS nicht nur als Schrecken erlebt, sondern glaubt, dass alles im Leben einen Sinn hat. Man muss nur nach ihm suchen. Wer sich auf diese Suche begibt, kann sich mit der MS arrangieren.

Im Internet gibt es zahlreiche Informationsquellen zum Thema MS. Man könnte sich stunden- und tagelang mit diesem Thema beschäftigen. Für besonders interessant und hilfreich halte ich hier die Informationen auf den Seiten der DMSG.

Ich möchte auch unbedingt noch einmal die Seite www.trotz-ms.de erwähnen, da ich sie selbst sehr gerne nutze und hier – wie andere Autoren auch – im Blog „starke Worte" von meinen

Erfahrungen berichte und versuche, anderen Betroffenen Mut zu machen. Im MS-Patientenprogramm von „**trotz**ms" habe ich bisher bei jedem Problem einen kompetenten Ansprechpartner gefunden.

Alle Autoren dieses Buches hoffen, dass auch Angehörige, Freunde, Kollegen und Bekannte von MS-Patienten sowie sonstige an diesem Thema Interessierte auf den zurückliegenden Seiten viele nützliche Informationen finden konnten. Wir freuen uns, wenn unser Buch dazu beiträgt, Menschen, die an MS erkrankt sind, mit mehr Respekt, Verständnis und Empathie begegnen zu können.

Last but not least möchten wir allen Betroffenen an dieser Stelle noch einmal ans Herz legen: sucht euch Unterstützung, nehmt die Hilfen dankbar an, sucht nach neuem Lebensmut, setzt eure Segel neu und nehmt selbstbewusst Kurs auf ein sinnerfülltes, schönes neues Leben!

Wir alle wünschen euch viel Kraft und alles Gute für euren weiteren Lebensweg!

Heike, Mathilde, Steffi, Nicole, Sandra, Kai, Kevin …

Vorstellung der Autoren

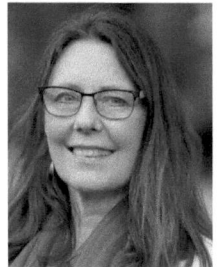

Heike Urban: Jahrgang 1961, eine erwachsene Tochter, Dipl.-Volkswirtschaftlerin und Dipl.-Sozialpädagogin, 2013 Diagnose MS, primär chronisch progrediente Verlaufsform, Bloggerin. Mit der Herausgabe des Buches macht sie auf die verschiedenen Aspekte der MS aufmerksam. *Instagram:* urbanheike014

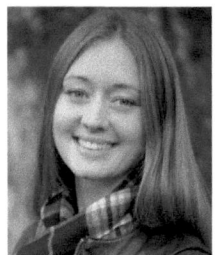

Mathilde Urban: Jahrgang 1996, Tochter der Herausgeberin Heike Urban, hat die Zeit der Diagnose und Änderung des Lebensstils ihrer Mutter miterlebt, Bloggerin, arbeitet als Versicherungsfachangestellte. *Instagram:* _t.i.l_l.i_

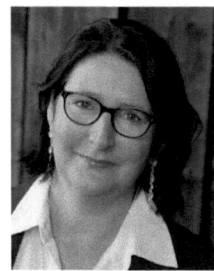

Steffi Heinig: Jahrgang 1966, zwei Kinder (Sohn 31, Tochter 15), Facharbeiter f. Textiltechnik und Verwaltungsfachwirtin, Bloggerin, teilerwerbsgemindert, halbtags beschäftigt als Sachbearbeiterin in der Eingliederungshilfe für behinderte Menschen, Diagnose MS 2011, schubförmige Verlaufsform. *Instagram:* heinids

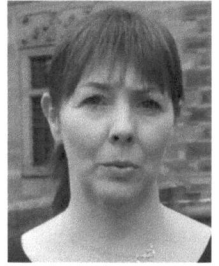

Nicole Zahn: Jahrgang 1972, verheiratet seit 1992, eine erwachsene Tochter, 26 Jahre alt, eine Enkelin, Bloggerin, berentet, offizielle Diagnose MS 2008, schubförmig remittierende Verlaufsform. *Instagram:* nicole.zahn.9

Sandra Vetter: Jahrgang 1961, drei Söhne (39, 38, 33), zwei Enkel, Bürokauffrau und kaufmännische Fachangestellte, Bloggerin, Erwerbsminderungs-rente, Diagnose MS 2005, sekundär chronisch progrediente Verlaufsform.
Instagram: sandi.vetter

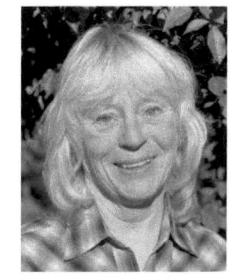

Kai Höbler: Jahrgang 1970, aufgewachsen in Bergneustadt – Oberbergischer Kreis, zwei erwachsene Kinder, gelernter Industriekaufmann, Handballer, Sportler, Drachenbauer und -flieger. Erwerbsminderungsrentner, Diagnose MS 2011, schubförmig remittierende Verlaufsform und seit 2014 keine Aktivität der MS mehr, kämpft eher mit den unsichtbaren Symptomen der MS.
Instagram: k_hblr_schiene

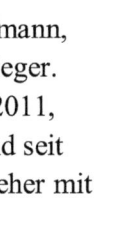

Kevin Hoffmann: Jahrgang 1991, berufliche Tätigkeiten: Social-Media-Manager, Moderator der TV-Sendung „Yoin-young inclusion", Mitbegründer des YouTube-Kanals „DMSG Community" (seit 2017), Diagnose MS 2014, stufenförmig remittierende Verlaufsform.
Instagram: kevin_kaempferherz

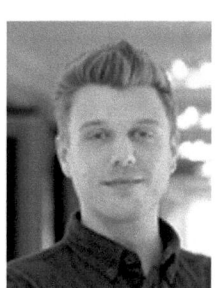

Danksagung
- Heike Urban -

Bedanken möchte ich mich bei allen Autoren, die durch ihre Texte anderen Menschen Mut geben möchten, indem sie den Lesern Einblicke in ihr Leben gewähren.

Ich bin auch sehr glücklich, dass Wayne Carpendale seine Gedanken zum Thema MS im Vorwort dieses Buches geteilt hat. Ich danke dir, Wayne.

Für den unbekannten Autor war es eine große Überwindung, sich öffentlich über die Ängste zu äußern. Deshalb nochmals ein Dankeschön.

Auch bei meiner Tochter Mathilde Urban möchte ich mich bedanken. Sie hat mich moralisch bei meinem Buchprojekt unterstützt und auch ihre Gedanken zur Krankheit niedergeschrieben.

Ohne die Mitarbeit bei „trotzms", einer Webseite für MSler, auf der ich seit Jahren aktiv blogge, wäre ich wohl nie auf die Idee gekommen, ein Buch mit anderen Betroffenen gemeinsam zu veröffentlichen. Deshalb gilt mein besonderer Dank den Mitarbeitern der Firma Roche und der Firma art tempi, die mich mit meiner Krankheit immer unterstützt haben, besonders beim Bloggen. Dadurch konnte ich die Krankheit relativ gut verarbeiten und ich bin heute in der Lage, anderen Betroffenen Mut zuzusprechen.

Ich bedanke mich auch bei den Menschen, die mich beim Korrekturlesen und Formatieren unterstützten und damit wesentlich zur Fertigstellung des Buches beigetragen haben.

Dankbar bin ich auch dem Verlag Suhrkamp für die freundliche Genehmigung des Abdrucks des Gedichtes „Stufen" von Herrmann Hesse.

Ich bin aber auch meinem Lebenspartner Franco Zeiger dankbar, der mich im Alltag unterstützt und mir dadurch die Zeit zum Schreiben ermöglicht.

Und sollte ich Personen nicht erwähnt haben, so bitte ich um Entschuldigung. Letztendlich ist alles für den guten Zweck – anderen Menschen Mut zu machen.

Heike Urban
im April 2021

Seite für persönliche Notizen

Seite für persönliche Notizen